临床医患沟通艺术

Clinical Communication Skills

北京大学医学人文译丛

临床医患沟通艺术

Clinical Communication Skills

原　著　Peter Washer

主　译　王　岳

译　者（按姓氏汉语拼音排序）

丁　芮　韩明月　贺明宇　李梦冉

李正容　刘　晓　刘　兴　刘逾颖

沈　莹　孙一冰　项颂雨　颜志颖

张　熠　庄　昱

北京大学医学出版社

LINCHUANG YIHUAN GOUTONG YISHU

图书在版编目（CIP）数据

临床医患沟通艺术 /（英）沃舍（Washer, P.）原著；
王岳主译 . —北京：北京大学医学出版社 , 2016.3（2022.8 重印）
书名原文：Clinical Communication Skills
ISBN 978-7-5659-1293-1

Ⅰ.①临… Ⅱ.①沃… ②王… Ⅲ.①医药卫生人员
—人际关系学 Ⅳ.① R192

中国版本图书馆 CIP 数据核字 (2015) 第 308877 号

北京市版权局著作权合同登记号：图字：01-2015-1532

Clinical Communication Skills
by Peter Washer
ISBN: 9780199550463
© Oxford University Press 2009
"Clinical Communication Skills" was originally published in English in 2009.
This translation is published by arrangement with Oxford University Press.
（"Clinical Communication Skills" 一书于 2009 年以英文形式首次出版。本译
著经 Oxford University Press 授权出版。）
Simplified Chinese Translation Copyright © 2016 by Peking University Medical
Press.
All Rights Reserved.

临床医患沟通艺术

主　　译：王　岳
出版发行：北京大学医学出版社
地　　址：（100191）北京市海淀区学院路 38 号　北京大学医学部院内
电　　话：发行部 010-82802230；图书邮购 010-82802495
网　　址：http://www.pumpress.com.cn
E — mail：booksale@bjmu.edu.cn
印　　刷：中煤（北京）印务有限公司
经　　销：新华书店
责任编辑：刘　燕　　责任校对：金彤文　　责任印制：李　啸
开　　本：710 mm × 1000 mm　1/16　印张：18.5　字数：227 千字
版　　次：2016 年 3 月第 1 版　2022 年 8 月第 5 次印刷
书　　号：ISBN 978-7-5659-1293-1
定　　价：62.00 元

序

20世纪70年代以来，医学技术引发的伦理、法律与社会问题日显突出，从而激发了医学界与社会各界对医学人文社会科学研究的广泛关注，医学人文社会科学的跨学科研究随之孕育而生。20世纪80年代以后，欧、亚、澳等地区的医学人文学教育与研究也迅速发展。一般认为，一个学科的建立应有三个代表性标志，即在大学中设立教席、建立独立的学术团体以及拥有自己的专业期刊。在20世纪70年代以后，随着生命伦理学的兴起，生命伦理与医学伦理的学科得到了迅速发展，在医学人文学科群中占据了突出地位。因此，有学者指出：在20世纪上半叶，欧美各国主要是通过医学史课程来培养医学生对医学中人文价值的认识；在20世纪下半叶，医学伦理学取代了医学史，成为医学生认识和分析当代医学危机的工具。实际上，面对当代医学和卫生保健中日益增多的人的价值问题，人们认识到解释和解决这些问题需要更宽阔的视野。

虽然医学人文学的概念已为学界所接受，然而，对医学人文学的学科性质、研究领域、学术范式等却存在着不同的理解。"医学人文学"这个词具有多重含义，有人仅仅将之视为医学伦理学的同义词，或将其作为人际沟通技巧、行为科学的一部分，也有人提出医学人文学实质上是一种人文的医学。著名的生命伦理学家佩莱格里诺（E. D. Pellegrino）则从医生素质的构成上来阐述他所理解的医学人文学。他认为作为医学基础的人文学科包括文学、哲学、历史、艺术、音乐、法律、经济、政治学、神学和人类学等。这些人文学科在医学中具有正当合理的位置，它不应只是一种绅士的品质，不是作为医疗技艺的彬彬有礼的装饰，也不是为了显示医生的教养，而是临床医生在做出谨慎和正确决策时应必备的基本素质，如同作为医学基础的科学知识和技能一样。

我国医学人文社会科学的发展还处于起步阶段，亟须深化学科的基础建设和提升学科的认知度。尽管"医学人文学"的概念已为学界所接受，然而对医学人文学的学科性质、学术领域以及研究纲领等却仍存在着不同的理解与取径。究竟什么是医学人文学？迄今国内学界依然存在着争议。因此，我们翻译了一套"北京大学医学人文译丛"，以引介当代国际医学人文社会科学领域最重要的学术思想和学科经典为目的，为我国医学人文学科的发展提供参考和借鉴。

此外，我们还将推出"北京大学医学人文论丛"，出版国内医学人文社会科学学者的研究性学术专著，希望通过一段时间的积累，为我国的医学人文学科建设与发展奠定一个坚实的学术基础。我们也希望医学人文社会科学的学界同仁积极参与，不吝赐教，共同促进我国医学人文学科学术研究的繁荣与深入。

张大庆

2016 年元旦

译 者 前 言

作为一位法律工作者，我组织学生翻译了这本国外著作。这完全是出于个人喜好和兴趣，也完全出于我希望医患关系尽快得到改善的初衷。回顾自己从事 13 年医疗纠纷法律服务的经历，感触多多，有些问题一直萦绕在我的脑中：为什么医疗纠纷没有因为医疗行业的关注而变好？为什么医患双方对某诉讼判决的结果往往都不满意？为什么一个病人去医院看病，却会对这家医院的两位医生做出大相径庭的评价？为什么面对一起起伤医悲剧，网络上却是一片叫好声？

今天，中国任何一个行业的人都可能会将其他行业骂得狗血淋头。你打车去机场，一路上司机会批评医生看病糊弄事儿、草菅人命，会批评教师照本宣科、误人子弟，会批评厨师，炒菜不是咸了就是淡了。等车到了机场，搞不好他会冷漠地说："行李在后面，自己拿吧！"我们经常会抱怨社会有问题，政府有问题，体制有问题，别人都有问题，但是我们很少自己"照照镜子、洗洗澡"。我们经常抨击随手丢弃废纸的人没有素质，但是又有几个人会把那张废纸捡起来投进垃圾箱呢？孔子云："吾欲仁，斯仁至矣。"实际上，与其抱怨和责备，不如改变自己。

要是问问现在的医务人员，他们平时最不喜欢从事什么职业的病人，他们会异口同声地告诉你：老师、律师、记者、公务员和医生。没错，正是这五类"学习型病人"经常让医务人员生气。因为他们不仅有强烈的求知欲望，更有极强的求知能力。我们不应该抱怨和责备。抱怨和责备又有什么用呢？随着社会的发展，你会发现越来越多的病人开始加入到学习型病人的队伍中。他们开始经常在"百度"和"谷歌"上搜索医生告知的内容。互联网结束了医务人员对专业知识垄断的年代。医务人员习惯的"父权式医患关系"（"我是为你好，你得听我的，不要问那么多问题，按我说的做就是了"）已经结束了，唯有"朋友式医患关系"（基于共同参与的学习与讨论）可以令"学习型病人"满意。在法律上，"知情同意"制度完全没有让医务人员免责的作用，而很多医生却还在将其理解为"免责"或"走程序"，少有医务人员将"知情同意"上升到教育病人的高度去看待和重视。这也正是这些年我们签字越来越多，而医疗纠纷也越来越多的原因。展望国际上医学的发展方向，面对学习型病人，有人选择的是主动改变，运用多媒体课件、录像、App 应用软件大幅度提高教育病人的效果和效率，使双方产生"知识共识"，而大多数国内医生和医疗机构却还在抱怨和责备病人。

我们的医学出了什么问题？

2010 年的一则消息深深刺痛了我们：国际上赫赫有名的医学杂志——《柳叶刀》(The Lancet) 登载了一篇名为《中国医生面临威胁》(Chinese Doctors Are Under Threat) 的评论。评论最后指出：如果不改善医生的社会和经济地位，中国的医药卫生体制改革将不会成功。中国医生应该更多地介入医改过程，发出自己的声音，用自己的经验和建设性意见来帮助医改制度的完善[1]。

2015 年又一则消息深深地刺痛了我们：《新英格兰医学杂志》(The New England Journal of Medicine，NEJM) 发表了题为《来自东方的经验教训——中国正在快速地改革医疗保健系统》(Lessons from the East—— China's Rapidly Evolving Health Care System) 的文章[2]。文章的作者分别是美国全国公民基金会的戴维·布卢门撒尔（ David Blumenthal ）和哈佛大学的威廉·肖（William Hsiao）。他们在文中指出："缺乏广泛分布的专业精神传统，使得中国创建一支政府和公众都信任的医疗保健队伍的努力变得复杂。"该文在国内的医务界引起了相当大的反响[3]。

应该说，改革开放 30 年使中国得到了飞速发展，各行各业都取得了长足进步，这一点得到了国际上的认可。但是，我们同时也要关注、思考那些快速发展中出现的新问题。在中国历史上，医生以"视病如亲"的心态悬壶济世，而病人也常以"华佗再世""仁心仁术"的感恩之心回报，医患关系极为融洽。然而，随着我国市场经济的发展，令人称道的医患关系已经日趋淡薄。更有甚者，医患双方反目成仇、对簿公堂。关于医患关系紧张的现象，我认为，一方面是由于医疗卫生体制改革滞后于社会发展，造成医院盲目地追求收益所致，更为重要的是我们的医疗服务模式并没有顺应社会要求，从生物医学转向全人医学。现代医学模式是20 世纪 70 年代以后建立起来的一种全新的医学模式。这种医学模式从生物、心理及社会全面、综合的水平上认识人的健康和疾病，反映了医学技术的进步，从更高层次上实现了对人的尊重，标志着医学道德的进步。生物—心理—社会医学模式更加重视人的社会生存状态，从生物与社会结合的角度理解人的生命、健康和疾病。

具备医患沟通技巧就是病人眼中的好医生吗？

30 年前，国人的人格往往被"物化"。我们喜欢把人比作螺丝钉或砖头，而忽略了"自我的存在"，忽略了"自我的价值"，甚至忽略了"自我的理想"。但是，伴随着改革开放，中国人发生着潜移默化的变化，病人也发生着潜移默化的变化。但绝非病人在生物属性方面发生了什么变化，而是其社会属性发生了巨大的变化，最典型的标志便是病人权利意识的觉醒和膨胀。这就要求医生及医学生必须清晰地洞察这一变化，并感悟和认同医乃"仁术",更是"人术"。

临床沟通技巧的培训是医学教育中必不可少的一部分。但是一定要搞清楚"心"与"术"之间的关系,二者缺一不可。这些年,医疗行业也很重视临床医患沟通技巧的培训,但是收效甚微。因为我们往往关注了形而下的"器"("术"——技巧),却忽略了形而上的"道"("心"——自我)。所以在本书翻译中,虽然原著标题为"skill",我却执意将其翻译为"艺术"。因为艺术是用"心"的,是有灵感的,是有温度的。如果仅仅将本书中的"skill"烂熟于胸,你仍然无法成为病人眼中的好医生,因为你没有透过"skill"去感受从医者"病人至上"的价值观,去感受从医者"帮助弱者"的人生观,去感受从医者"敬畏生命"的世界观……

我想,病人眼中的好医生一定是尊重病人、敬畏生命,恪守"病人至上"。希波克拉底将医患关系比为师生关系:"我将像对待父母一样对待那个传授给我知识的老师"。所以医生原本应当对每个病人都有感恩和尊重之心的,所以在做任何临床决策时,都应当将"病人至上"作为评判决策对错的"金标准"。然而今天在医务人员的思想深处却有另外一个词根深蒂固——"求医问药"。一个"求"字就能感受到医者的高高在上了。我们会在出门诊时主动地向病人介绍自己,而不是直接问"你哪儿不舒服"吗?我们会在病区遇到自己的病人时主动打招呼吗?我们会临下班时再去病房看看病人吗?我们会在查完体之后向病人说声"谢谢"吗?难道我们不该谢谢病人吗?谢谢他对我们的那份信任,谢谢他又给了我们一个机会,让治疗越来越顺畅。

病人眼中的好医生一定是在病人最需要帮助的时候帮助了他。20世纪60年代欧美国家就已经开始反思医学的使命。"治病救人、救死扶伤"早不应该再作为中国医学之唯一使命,因为当我们把它作为行医之唯一使命时,我们就自然还停留在生物医学模式。我们会发现我们的工作重心就是"病"，而工作也如同一场赌博，要么成功，要么失败，然而最终一定是失败，因为几乎所有的病人都要死在医院里。今天的医患冲突是社会对生物医学模式不满而发生的"变态反应"。只有医学完成了向全人医学模式的转变，将工作重心从"病"转移到"人"，医患关系才有可能从根本上得到改善。在全人医学模式下，医生必须时刻铭记"帮助病人"。也只有"帮助病人"，才会让我们获得比"治病救人"更持久、更强烈的成就感和幸福感。这样，即使面对一个癌症晚期病人，我们也可以帮助他减轻痛苦，帮助他提高生活质量，帮助他战胜对"死亡"的恐惧，甚至可以满足他临终前最后一个小小的心愿。所以我经常告诉我的学生："病人不满意的手术，成功的也是失败的；病人满意的手术，失败的也是成功的 。"

病人眼中的好医生一定是一位博学却不傲慢、不冷漠的朋友。医生这一职业非常容易对病人表现出"冷漠"。医学知识的不对称性又使医生容易"傲慢"。随着"学习型病人"越来越多，他们比以往更需要医生的帮助、安慰和宣教。强烈的期望与残酷的现实使病人往往对医生感到非常失望。为了继续治疗，他们不得不将各种不满积蓄、积蓄、再积蓄，最后一次性地爆发出来。所以，医生必须克服"冷漠"，并以换位思考的方式，尽量去理解病人，体谅他们的痛苦和不便。我们应该用好"学习型病人"这一未被充分利用的医疗资源，不再把病人看作医疗服务的对象，而是看作医疗服务团队中的一员，紧紧抓住"病人安全"这一共同关心的议题，降低医疗风险。所以，医生应该将自己定位为"是病人博学且值得信赖的朋友"。如果我们真的可以抱着交朋友的心态去工作，"冷漠"这一敌人也自然会离我们远去了。

人类从不怕遇到问题，怕的是遇到问题后却找不到解决问题的方法。可惜的是，国内绝大多数医学教育并没有因为社会发展和需求之改变而进行大幅度的改革。可喜的是，北京大学医学部引领了这一改革，率先设立了学科最全、阵容最强的医学人文研究院。同时，借鉴北京大学校本部的校园文化建设，力推学术与实践并举的医学生人文素养提升和教学改革。

本书主要是为临床医学生而写，但是我认为目前国内临床一线的医务人员对其也有非常强烈的需要。如果你能从繁冗的工作中抽出一点时间来阅读本书，我想对你一定会有很大的帮助。我希望这本书可以帮助我们的医务人员寻找到解决问题的路径和方法。

我想告诉我们的医学生以及广大一线的医务人员：我们爱医学，我们更应该去爱病人……

参考文献

1. 中国医生面临威胁 .（2015-10-02）http://www.thelancet.com/journals/lancet/article/PIIS0140-6736(10)61315-3/fulltext.
2. Blumenthal D, Hsiao W. Lessons from the east——China's rapidly evolving health care system. N Engl J Med, 2015, 372:1281-1285.
3. 丛亚丽 . 中国的医生缺乏职业精神？健康报 , 2015-04-24.

原 著 前 言

　　本书的目的是根据一定的证据为医学生提出一系列的建议，从而帮助医学生与病人、家属以及其他工作人员进行有效的沟通。本书中的建议可以贯穿于医学生在临床上接触病人的全过程——从他们第一次接触病人开始，直至成为初级医生。

　　虽然本书主要是为临床医学生而写的，但是我希望其他类似专业（如牙科学、护理学和社会工作专业等）的学生也可以阅读本书，这对你们也会有一定的帮助。刚开始我打算针对所有与病人有接触的学生写一本书，但是后来我发现这将导致范围过于宽泛，没有针对性，结果将是对谁都没有帮助。在沟通的过程中，其他医疗工作者面临的问题与医生面临的问题是相似的，比如，如何应对小孩、残疾人或是有不同文化背景的人。本书中的相关章节虽然是针对临床工作者，但是对于其他医务人员也同样适用。比如，护士虽然不用记录病史，但是他们需要能读懂相关记录。

　　本书对于医疗工作人员也是大有裨益。经验丰富的医生可能会发现本书涉及许多关于临床沟通最新的研究结果。在主流的或专业的医学期刊中可以找到这些研究结果，但是临床医生可能会工作繁忙，没有时间去阅读这些期刊。临床沟通技巧的培训是医学教育的一部分，没有接受临床沟通技巧培训的医生会发现本书对其大有帮助，尤其是当沟通技巧成为职业能否继续发展的评估标准之一时。一些国家并没有对医生进行沟通技巧的培训，那么本书就可以给他们做一个全面的介绍。其他医务工作者，比如护士，如果想要成为一名更专业的职业者，会在本书后面的章节学到更多的沟通技巧，包括一些之前并不了解的部分，如沟通风险。

我也希望专业学者和临床教师在临床沟通技巧的教学过程中可以用到本书。本书对临床沟通进行了全面的调查，而且没有提出任何新的理论或模式，因此，可将本书当作一本独立的教材使用，也可以作为其他教材或模式的补充。本书内容贯穿于本科生学习临床沟通的全部课程，并与医学国际声明进行过基准比对，包括《多伦多共识声明》(Toronto Consensus Statement ， Simpson 等，2001 年)、《卡拉马祖共识声明》(Kalamazoo Consensus Statement，Makoul，2001 年)、英国皇家医学会 (Royal Society of Medicine，RSM) RSM 医疗沟通论坛 (RSM Forum on Communication in Healthcare，2004 年)、英国本科医学生临床沟通教学委员会 (UK Council of Clinical Communication Teaching in Undergraduate Medical Education) 制定的教学大纲 (Von，Fragstein 等，2008)。

最后，学者们如果想开展进一步的研究，可以从在线资源中心找到本书相关的内容，包括书中用到的参考文献。资源中心将提供 PubMed 的引用格式和全文链接，还有相关内容的一些网站链接以及政府组织或者非政府组织的报告。

基于该主题，我认为本书内容应该包含病人或医疗服务对象的感受，以及医疗行业专业人员的观点。因此，在本书创作过程中，我与病人、家属和医生都进行了交谈。读者可以从在线资源中心的播客部分找到这些谈话的录音，本书也有部分谈话记录。病人才是评判医生沟通技巧的专家，他们比我更能提出好的建议。

本书是面向全世界的读者而编写的，书中用到的调查证据来自欧洲、澳洲以及北美地区。研究表明，全世界的医生和医学生都面临着类似的问题。我向大家说明这个问题的目的在于让大家了解本书的内容将带有一定的文化背景色彩，因此，希望其他地区的读者能够理解书中的一些文化差异。还有，在语言的使用问题上，为了使全书内容连贯，我将会使用英国常用的"全科医生"，而不是"家庭医生"等词语。在英国的教育体系中，"评价"（evaluation）指的是学生对课程的反馈，而不是对学生学习的评判；而"评估"（assessment）则是指对于学生学习的总结性评估。希望北美的读者能够理解这些用词的差异。

　　本书的创作过程充满挑战，但是我甘之如饴。我希望读者在阅读的过程中能够体会到我的这种热情，乐在其中，并能有所收获。如果大家有任何建议或意见，请通过在线资源中心联系我，十分欢迎大家的来信。

Peter Washer

参考文献

Makoul G. Essential elements of communication in medical encounters: The Klamazoo consensus statement. Academic Medicine,2001,76(4)L390-393.

RSM Forum on Communication in Healthcare. Core curriculum for commnunication skills learning in medical schools.//E.McDonald (Ed).Difficult converstion in medicine.Oxford University Press,2004:209-211.

Simpson M,Buckman R,Stewart M,Maguire P,Lipkin M,Novack D,Till J. Doctor-patient communication:The Toronoto consensus statement.British Medical Journal,1991,303(6814):1385-1387.

Von Fragstein M,SilvermanJ,Cusihing A,Quilligan S,Salisbury H, Wiskin C. UK consensus statement on the content of communication curricula in undergruaduate medical eduction. Medical Education,2008,42(11):1100-1107.

致　谢

在本书的创作过程中，很多人对我提供了帮助和鼓励，在这里，请允许我向他们表达衷心的感谢。首先，感谢我的妻子 Efisio 以及我的家人和朋友在我创作的两年里对我给予了精神上的支持。其实，十分感谢帝国理工学院（Imperial College）的同事们让我整个夏天离开伦敦去撒丁区完成手稿。我还要衷心地感谢 Margaret Lloyd 和 Lorraine Noble，他们教会了我许多新的知识；感谢 Shirley Cupit 让我有机会与播客里的受访者进行交谈；感谢 Katie Myers 提出的戒烟建议；感谢 Jon Turney 对于本书发表过程的建议；感谢 Caroline Connelly 无限的热情。我尤其要感谢播客中的受访者，他们牺牲自己宝贵的时间跟我分享他们的经历。受访者们或用真名，或用假名，无论如何，正是他们让本书的内容更加丰富。不得不提的还有这些年我教过的学生们。教学相长，在教学的过程中我也收获了很多。最后，我要感谢 Shirley Cupit, Annie Cushing, Brian Douglas, Miriam Fine-Goulden, Linda Jones, Sukhmeet Panesar, Malcolm Thomas, Hazel Thornton, Jonathan Silverman, Susan Smith, Vivian Tang, 还有对本书进行评审的同行们。正是你们的贡献让这本书一步步完善。如果存在任何错误或遗漏，均是我的责任。

原著者名单

Judith Cave is a consultant medical oncologist at Southampton General Hospital and St Mary's Hospital on the Isle of Wight.

Caroline Fertleman is a consultant general paediatrician at the Whittington Hospital in North London.

Melissa Gardner is a specialty registrar, in training to become a general practitioner.

Jayne Kavanagh teaches medical ethics and law at University College, London, and is also an associate specialist in sexual and reproductive health.

Simon Michaelson is a consultant psychiatrist at Northwick Park Hospital in North London.

Peter Washer teaches clinical communication at Imperial College, London.

Katherine Woolf is a research associate in medical education at University College, London.

Contents 目 录

引　言

　　以前，医学生没有接受关于临床沟通技巧的教育。相反，人们认为医生对病人的态度是医生与生俱来的，不能通过教学获得或改善（Suchman，2003）。现在，职业发展成为绝大多数医学院校的课程之一，包括临床沟通技巧、医学伦理、医学社会学和公共卫生等（Stephenson等，2001）。医学课程设置发生变化的根本原因在于社会发生了变化，人们开始意识到医生不能完全满足其期望。本书的内容是关于临床沟通技巧，其创作的背景是医生、病人、家属和其他医务工作人员之间的关系变化。

　　近几代人以来，医疗模式从以医生、医院、医疗技术和疾病为中心转变为以病人为中心（Stewart，2001）。Balint（1964）提出了"以病人为中心的医疗"这个概念。这种医疗模式试图理解病人的疾病、症状和体征，不仅关于病人的基础疾病，还包括病人对疾病的感受、体验以及疾病对其生活的影响（Henbest 和 Stewart，1990）。以病人为中心的医疗模式要求了解病人的各个方面，包括他们的情感需要和人生问题，目标是发现造成这些问题的原因并找到解决问题的办法。

播客

一位医生的角度

"作为一名 20 世纪 50 年代的医学生，你是通过怎样的途径学习与病人进行沟通交流的呢？"

"在我们那个年代，根本不会学习临床沟通技巧，我怀疑那个时候根本就没有临床沟通技巧这一说。确实，在学生之间，我们会谈道：'怎样跟病人交流呢？''怎样让病人开口讲述他的问题呢？''怎样让病人放松呢？'这些都是我们之间交谈的一些重要话题，但是我们基本不会与自己的老师讨论这些问题。我觉得我应该是通过观察其他人来学习临床沟通技巧的吧，见贤思齐焉，见不贤而内自省也。"

 播客：Michael Modell，全科医学退休教授。

以前的医患关系是建立在认为"医生最懂"的医学主导模式之上，而如今，病人越来越希望可以参与到临床决策制订的过程中，这也反映了西方社会逐步开始挑战阶级和权威。病人也越来越希望我们能够关注他们对疾病的感受与体验、偏好、价值观念和社会情况（Coulter，1999）。产生这种变化的原因是病人可以通过互联网获取相关的医学知识，而不再是仅仅依赖于医生。在某些情况下，病人久病成医，对其疾病状况十分了解，这也促进了一些病人与医生建立双方地位平等的医患关系。

当今社会越来越关注少数人的要求，因此，对医疗行业的实践也有一定的影响。从 20 世纪 70 年代开始，世界上掀起了草根运动的热潮，呼吁平等。一些少数群体希望可以获得同等的机会，享受同等的服务。同性恋、双性恋、变性人、残疾人和各少数民族等群体奋力争取，希望可以通过改变现有的立法和社会态度来保护自己，消除偏见和歧视。这些运动在很多国家取得了成效，改变了这些国家之前的立法。这种改变反映了公众态度的变化，而且也进一步对公众的态度产生了影响。

行业之外的因素也是导致医疗行业内部变化的原因之一。医生的工作方式发生了变化，更加注重各个学科之间的团队合作。因此，便兴起了医疗行业的管理文化，但是这种文化经常受到抵制。欧洲地区通过立法限制医生的工作时长，工作模式则应当做出相应的调整或重组。护理行业和其他医疗相关行业的发展模糊了医疗行业内各个职业之间的界限，医生之外的医务社工开始涉足曾经专属于医生的领域。

最后，近年来的一系列医学丑闻使公众对医疗行业的信任发生动摇（Charles 等，1999；Rosen 和 Dewar，2004）。在 20 世纪 90 年代，根据英国所谓的"布里斯托尔婴儿丑闻"（Bristol Royal Infirmary Inquiry，2001），有 30 个孩子在布里斯托尔皇家医院接受心脏手术时发生死亡，而这并不应该出现（Department of Health，2002）。2001 年，全科医生 Harold Shipman 杀害了 15 名病人，后来的调查发现他一共杀害了215 名病人（Department of Health，2005b）。2001 年，针对四名医生进行了"三大调查"：医生 Clifford Ayling，对病人犯有 12 起强暴猥亵罪（Department of Health，2004）；医生 Richard Neale，曾在加拿大由于能力不足造成两名病人死亡而被禁止行医，但却不遵守规定而继续在英国行医，引起了广泛的社会关注（Department of Health，2004）；两位心理咨询师，William Kerr 和 Michael Haslam，多年来对女性病人进行性侵犯（Department of Health，2005b），并否认受害人的指控，自恃咨询师的身份否认针对他们的言论（Enrich，2006）。

直至 20 世纪 90 年代，对医疗行业进行变革的时机才日渐成熟。整个行业强烈要求对医生的培训方式和管理方式进行彻底的改变。以英国为例，英国医学总会（General Medical Council，1993）提议从一开始就加强对医学生临床沟通技巧的培训（Hargie 等，1998），同一时期美国〔美国医学院学会（Association of American Medical College），1999〕、加拿大（Frank 等，1996）等其他地区也发生了类似的情况。

本书反映了医疗行业以及医学生课程设置的变化，创作的目的在于帮助提高医学本科生临床沟通技巧的教学与学习。本书开篇即阐述了学习临床沟通技巧的意义，紧接着介绍了医学访谈的过程以及病史的记录。中间部分讨论了如何与其他医疗工作和各类病人进行沟通，包括儿童、年轻人和有心理健康问题的人等。最后一部分介绍了初级医生需要的各种信息的告知技巧，包括管理的不确定性、决策制订中的风险、病人的安全问题、投诉的处理结果及各种坏消息。

参考文献

Association of American Medical Colleges. Contemporary issues in medicine: Communication in medicine. Washington DC: AAMC.

Balint M. The Doctor, his patient and the illness. London: Pitman Medical，1964.

Bristol Royal Infirmary Inquiry. The Bristol Royal Infirmary Inquiry. London: HMSO，2001.

Brown J. How clinical communication has become a core part of medical education in the UK. Medical Education, 2008,42: 271–278.

Charles C, Gafni A, Whelan T. Decision-making in the physician–patient encounter: Revisiting the shared treatment decision-making model. Social Science and Medicine, 1999,49(5): 651–661.

Coulter A. Paternalism or partnership? Patients have grown up, and there's no going back. British Medical Journal, 1999,319(7212):719–720.

Department of Health. Learning from Bristol: the department of health's response to the report of the public inquiry into children's heart surgery at the Bristol Royal Infirmary 1984–1995. London: HMSO,2002.

Department of Health. Committee of inquiry –independent investigation into How the NHS handled allegations about the conduct of clifford ayling. London: HMSO,2004.

Department of Health. The Kerr / Haslam inquiry: Full report. London: HMSO,2005.

Department of Health. The Shipman inquiry: Independent public inquiry into the issues arising from the case of Harold Frederick Shipman. London: HMSO,2005.

Ehrich, K. Telling cultures: "Cultural" issues for staff reporting concerns about colleagues in the UK National Health Service. Sociology of Health and Illness, 2006, 28(7): 903–926.

Frank J, Jabbour M, Tugwell P, Boyd D, Frechette D, Labrosse J, MacFayden J, Marks M, Neufield V, Polson A, Shea B, Turnbull J, and von Rosendaal G. Skills for the new millennium: Report of the societal needs working group. Ottawa: Royal College of Physicians and Surgeons of Canada,1996.

General Medical Council. Tomorrow's Doctors. London: GMC,1993.

Hargie O, Dickson D, Boohan M, Hughes K. A survey of communication skills training in UK schools of medicine: Present practices and prospective proposals. Medical Education, 1998,32: 25–34.

Henbest RJ, Stewart M. Patient-centredness in the consultation. 1: A method of measurement. Family Practice, 1990,6(4): 249–253.

Rosen R, Dewar S. On Being a doctor: Redefining medical professionalism for better patient care. London: Kings Fund,2004.

Stephenson A, Higgs R, Sugarman J. Teaching professional development in medical schools. The Lancet, 2001,357:867–870.

Stewart M. Towards a global definition of patient centred care. British Medical Journal, 2001, 322(7284), 444–445.

Suchman AL. Research on patient–clinician relationships: Celebrating success and identifying the next scope of work. Journal of General Internal Medicine, 2003, 18(8):677–678.

第1章 为什么需要学习沟通技巧?

Peter Washer

章节要点：

◆ 解释学习临床沟通技巧的必要性。

◆ 提供好医生是如何与病人沟通的证据。

◆ 评估良好的沟通给医患双方带来的益处。

为什么我们需要学习临床沟通技巧？

"为什么我们需要学习临床沟通技巧？"用这样一个问句作为临床沟通技巧教程的开篇标题可能会让人感到有些奇怪。众所周知，作为一名医生，他必须具备扎实的临床医学知识（包括解剖学及药理学等）。除此之外，他还需要掌握大量的临床技能，如各种临床检查等。一般来说，解剖学教科书或者临床技能训练教材都不会用"为什么需要"这样的句子作为章节的标题。学习沟通技巧的意义到底是什么？沟通，不就是聊天吗？难道还有人不会聊天吗？希望本章的学习能够帮助你找到这个问题的答案。临床沟通技巧是医学学习的重要内容。能与人打好交道，并不意味着能与病人有效沟通。但对一名优秀的医生来说，与病人进行良好的沟通是必须掌握的实用技能。

首先,请完成这样一个任务。让一个人描述一下他的医生,或者向近期住过院或有家人住院的朋友询问一下他们住院的体验。病人通常会说医院环境嘈杂,饭又难吃。但是如果谈到诊疗过程,他们往往就会关注医生与护士。他们会说:**"大夫很善良,他为我解释了很多,没有催我做决定"**,或者是**"护士让人挺省心的"**。

播客

一位病人家属的角度

"你有过多年与医生打交道的经验,他们给你的印象如何?你觉得这些年跟医生的沟通怎么样?"

"总的来说,我们很幸运……医生们都很好,他们关心我们的女儿,关心我们整个家庭,给了我们很大的帮助和很多的支持……"

"那我可以问一下,他们都好在哪里吗?为什么你会觉得他们好?我们可以这样教导医学生吗?"

"当然可以。(笑)有一次,在大欧蒙德街儿童医院,我们一走进诊室,医生就会很热情地叫出我们女儿的名字,就好像特别想见到她一样。他对我们女儿也一直都很上心。"

 播客:Catherine,一位 Prader–Willi 综合征病人的母亲。

通过仔细分析怎样的诊疗服务能够给病人留下良好的印象,我们可以发现病人关注的其实都是医患沟通技巧。病人很少会这样评价医生:**"他的药理知识很扎实"**,或者是,**"他给我做胸部检查时让我很满意!"**病人并不会去评判医生专业水平的高低。他们通常认为医生都是胸有成竹的专家。然而,真正将医生的专业知识与病人的切身体验联系起来的

桥梁正是医生的临床沟通技巧。在病人看来，良好的沟通技巧能够让一名合格的医生脱颖而出，成为一名优秀的医生（这正是每一位医生的目标）。本章之后会讲到，医生缺乏沟通技巧通常是病人不满意情绪爆发的根源，会导致病人的抱怨，甚至是医疗诉讼。

毕业生的沟通技巧

良好的沟通技巧对所有行业都非常重要。非医学专业（例如计算机、戏剧及西班牙语等）的学生也应当认真学习沟通的技巧，比如怎样规范地撰写报告，怎样有效而又专业地参与讨论，怎样简洁地与内行和外行人士进行信息、想法、问题和解决方案的交流。本书将提及一些普适性的沟通技巧，除此之外，第4章将讨论医生的写作沟通技巧，第5章则会讨论如何高效地进行医学实践汇报。

医学语言

掌握专业术语是促进良好沟通的又一个重要因素，对于各个行业来说均是如此。从工程师到哲学家，每个行业都有自己的专业术语，然而外行人并不能理解这些行业内的专业术语。专业术语既重要又必要，它让专业人士之间可以快速、高效地交流。医学术语将医生与其他人区分开来。在医学领域里，你的言谈必须专业，必须会使用医学术语。然而，这些医学专业术语对于普通人来说是陌生的，所以，医生在面对病人及其家属时，应当主动地将医学术语转化为日常用语。有时候，这种转化不但适用于医学术语方面，而且适用于那些对医生和病人来说具有不同内涵意思的日常用词或用语，例如下面这些词汇或短语：

词汇或短语	病人所表达的意思	医生所表达的意思
sick	身体不适、精神不好	呕吐、催吐剂
nerves	抑郁、焦虑	/
chronic	非常糟糕	长时间
acute	严重的	起病急、急性的
diet	节食，为减肥而控制热量摄入	饮食、摄入
drugs	毒品，违法或违禁药品	药品
stomach	肚子、腹部	胃
history	过去，经历	病史
firm	/	一组医生和医学生
shock	/	危及生命或血液循环
……		

　　医务人员不仅要学习常用的写作、汇报等沟通技巧以及避免专业术语的不当使用（尤其是对病人），还要学习如何收集信息（例如病人的病史）、向病人解释诊断结果以及与病人讨论治疗方案。

病史对诊断的重要性

诊断时需要有三点依据：

◆ 病史。

◆ 体格检查。

◆ 辅助检查。

　　你可能认为，辅助检查结果是最重要的。然而，如果对病灶没有大概的定位，那么现代科学的各种检查手段，例如血液检查、X线、化验、超声、三维造影等可以清晰地探查人体内部的技术手段并没有多少用武之地。一直以来，病史都是做出诊断最重要的依据，辅助检查只能用于确认或者排除可疑病灶。例如，19世纪70年代英国有一项关于诊断过程的调查研究，样本是80名新到医院就医的门诊病人。医生看了病人的转诊单，向他们询问了病史并做了体格检查，然后记录下对病人的诊断。后来将记录下的诊断与2个月以后的实际诊断进行比较。在这80名病人中，仅依据病史而做出的正确诊断有66例（Hampton等，1975）。

　　将近20年后，美国的一个调查组尝试重复Hampton的研究。这项实验中有80名新病人或以前没有被诊断过的病人。医生分别记录下询问病史后、体格检查后以及实验室检查后的诊断，并对其诊断结果的信心进行评分。在初次诊断的2个月后，取出诊断记录并做比较。虽然体格检查和实验室检查在鉴别诊断和提高医生诊断信心方面具有重要作用，但在这80名病人中，仅根据病史做出的正确诊断仍有61例（Peterson等，1992）。

　　因此，有效的临床沟通技巧对应用循证医学十分重要。掌握所有的专业知识并不意味着具备临床沟通技巧。所谓"医生对病人的态度"（bedside manner）不是天生的。很多研究表明，有效的临床沟通技巧可以通过培训而掌握与提高，并且其效果将会持续终生（Maguire等，1996b）。

医生怎样与病人进行良好的沟通？

　　如果不进行专门的沟通技巧培训，医生是不是不能与病人进行良好的沟通？遗憾的是，研究表明，医生的沟通能力存在系统性的缺陷，比如，他们常常会打断病人，转移话题，或让病人无法完成他们的叙述，等等。

打断病人和转移话题

医疗咨询开始于病人的主诉。有证据表明医生经常会打断病人对问题的描述。例如，北美曾经开展过相关的研究，他们对全科医生和病人进行了 264 次采访。结果发现，虽然 75% 的医生成功地解决了病人的问题，但是在 28% 的案例中，在病人仅陈述了 23 秒病情后，医生就转移（或打断）了病人的陈述。被打断后，这些病情陈述极少能再继续下去。这种打断对提高效率并没有多大意义，因为没被打断的病人平均只多花了 6 秒钟的时间即完成了对病情的陈述。在那些医生没有解决病人问题的访谈中，病人更可能会在之后提出新的问题（Marvel 等，1999）。一项对美国 60 名全科医生开展的调查显示，每一位进入诊室的病人能不被医生打断的陈述时长平均仅为 12 秒。有 1/4 的医生会在诊断过程中平均打断 2 次病人的陈述（Rhoades et al.,2001）。

播客

一位医生的角度

"我认为在病人面前不应该表现出很着急的样子，这一点很重要。如果一个大夫总是看表，或是显得不耐烦而打断病人，即使他再优秀，病人也会对他失去信心，并且这种信心很难重塑。这个医生也许很聪明，也很有能力，但他的同事却会从病人那里听到这样的评价："我不喜欢那样的医生。他们好像没有任何时间可以用在病人身上。"

播客：Eileen Rosentelder，全科医生

发现病人真正的困难

打断病人的陈述的问题在于，医生可能会忽略了病人的"真实"情况，病人来就医的目的也许就不能实现。病人的问题通常不止一个，即便他们只有一个问题，也很可能是多方面的，可能涉及医学、心理和社会等多个因素。病人通常在陈述即将结束时才会说出他们最关切的问题，即所谓的"另外"（"by the way"）的症状，或是"门把手"症状（"doorknob concern"）（Robinson，2001）。

很多病人认为医生没有能达到他们来就诊的预期。比如，加利福尼亚的一项研究调查了 909 名病人。其中，11.6% 的病人报告了至少一次没能达到预期目的的就诊经历。这些病人还同时表达了他们对就诊的不满，认为自己的状况没有得到改善，不能坚持治疗。病人给这些医生的评价也不太高（Bell 等，2002）。打断病人陈述的另一种后果是医生也许会过于关注医学治疗而忽略了病人最需要关注的问题。英国一项针对全科医生的调查发现，在 35 名病人中，只有 4 人在就诊过程中表述出了他们的问题。病人没有表达出来的问题包括：

- ◆ 心理需求。
- ◆ 对诊断结果与未来情况的担心。
- ◆ 对自己的问题的判断。
- ◆ 对副作用的担忧，或者对处方的拒绝。
- ◆ 疾病对他们的社会生活造成的影响。

这种情况很容易造成误解，使医生开出了病人不需要或者不会使用的处方，并最终导致病人不能坚持治疗（Barry 等，2000）。

良好的交流使医生受益

减少疲劳与避免精力衰竭

很明显,医生的良好的沟通能力必然能使病人受益(见下文),同时也可以使他们自己受益。医生从事的工作是帮助病人应对病痛的折磨,有时还会面对死亡。这份工作在给医生带来利益的同时,也给他们带来了巨大的精神压力和情感透支。通过良好的沟通能力,医生可以帮助病人改善自身情况,也因此会感受到工作中的正能量。相反,如果医生感觉自己不能妥当地处理好问题,他们就会感到非常沮丧。提高医生的交流沟通能力不仅能让病人享受到更好的服务,还可以让医生享受自己的工作。

医生这个职业群体出现精神问题和精力衰竭(由于长期压力导致身体或心理上的疲劳)的可能性都很高。英国的一项研究对 1133 名医生进行了咨询调查,其中接近 27% 的人有心理健康问题的征兆。此外,研究还发现缺乏自我管理能力培训和交流沟通能力培训的医生更容易感到精力衰竭。这些医生更容易体会到低水平的个人成就感和高水平的去人格化(表现为无感觉,机械地对待病人)。他们会更容易丧失对工作的兴趣,对工作的满意度也随之降低(Ramirez 等,1996)。

医生的沟通能力不足还会影响临床诊断。比如,美国临床肿瘤学会(American Society of Clinical Oncology)成员的一项研究指出,沟通能力不足的医生在面对濒死病人时更容易感到无能为力。这种情况与临床肿瘤医生在临终关怀的阶段还继续对病人进行化疗有关(Mayer 等,1998)(转引自 Baile 等,1999)。

减少投诉和医疗诉讼

有效的医患沟通技巧将大量减少投诉和医疗诉讼。很多投诉和诉讼不是因为医疗技术方面的疏忽或过失，而是因为医生缺乏沟通技巧。比如，一项研究分析了 227 名病人及其家属。他们通过 5 家英国医疗事故诉讼公司进行法律诉讼。很多诉讼不仅是因为病人受到了伤害，还因为缺乏有效沟通以及对问题的不恰当处理。病人和家属一般都有如下需求：

- 防止其他病人受到类似伤害。
- 知晓伤害发生的原因和过程。
- 要求卫生专家或组织承担责任。
- 获得人身伤害和精神损伤的赔偿，或继续医疗。

他们要求医方坦诚相待，需要别人理解他们受到的创伤，需要医方吸取教训。赔偿固然重要，但他们采取诉讼的动机绝不仅仅只是如此，他们更在意的是医务工作者对问题的处理方式（Vincent 等，1994 ）。

美国曾经开展了一项有趣的研究。研究发现那些专横的、言语中缺乏关心的以及语气中充满焦虑的医生更容易被牵连进治疗不当的诉讼。研究者对 65 名医生与其病人之间的 114 份录音进行了研究，从每份录音中抽出 10 秒钟的片段，并对其语言温和度、热情度、专横度和言语中表现出来的关心程度进行了测量。他们发现可以依据这些评级准确地判断哪些医生会接到投诉和诉讼（Ambaby 等，2002 ）。这些证据表明，通过交流技巧的培训可以减少医生受到的投诉和诉讼（Lau，2000 ）。

良好的沟通使病人受益

　　如前文所述，良好的沟通能力可以帮助医生排解疲劳，减少错误，降低投诉和诉讼等。当然，病人也能从中获利。但是高效沟通带给病人的直接利益是什么呢？

高效沟通与病人满意度

　　研究表明，如果医生让病人参与诊断过程，那么病人对接诊的医生就很可能会给予积极的评价。例如，瑞典曾开展了一项针对 46 名全科医生诊断过程的研究。研究发现，病人对医生给予积极评价一般发生于如下情况：

◆ 全科医生和病人在就诊原因上达成共识。

◆ 全科医生询问了病人的想法、关心的问题或健康信念。

◆ 全科医生花更多的时间向病人解释并与病人达成共识。

　　值得关注的是，这种病人认为的"积极的"咨询并不比"消极的"咨询花更多的时间，区别仅在于全科医生是否将更多的时间用于讨论病人关注的问题上（Arborelius 和 Rremberg，1992）。

高效沟通与健康改善

　　高效的沟通不但能提高病人满意度，有证据表明，也能改善健康结局。比如，加拿大跟踪调查了 272 名一年内因头痛而就诊于全科医生的病人。他们询问了病人上个月头痛的次数，由于头痛而不能工作的时间，以及他们对头痛最关心的问题。他们发现最强的预测治疗竟然是他们能够与医生全面讨论头痛及与头痛有关的问题（The Headache Study Croup of the University of Western Ontario，1986）。

播客

一位病人的角度

"第8周，结果出来了。一个我从没见过的医生直接告诉我，我患了艾滋病。那时，感染艾滋病病毒就等于患艾滋病。医生说完就离开了屋子，留下我一个人消化这个噩耗。我觉得自己像死了一样，我正常生活了3个月。3个月后，我变得异常消极，药越吃越多，酒也越喝越凶。"

"你的意思是，医生把实验报告交给你的时候态度很冷漠，这导致了你之后的自暴自弃？"

"是的。没有人关心我的感受。医生也只有冷冰的医嘱指令：'每个月来1次医院做血液检查，下个月告诉你结果。'不过，我真的不知道他们还需要什么结果。"

播客：Valerie，艾滋病病毒感染者，1985年

研究表明，在面对医疗危机的时候，病人如果能够接受额外的心理干预的话，他们将可以更好地度过难关。在一项包含34项外科和心血管病病人研究的综述中，病人被分为两组：其中一组接受了更多的信息和情感支持，而另外的"控制组"只接受常规护理。报告指出，实验组的平均住院时间比对照组少了2天。产生这种效果所需要提供的心理干预并不会构成很大的工作压力，而且在很大程度上这些心理干预不是病人的个性化需求，而是他们的共同需求（Mumford，Schlesinger和Glass，1982）。

总　　结

沟通技巧是临床医学的重要组成部分。虽然研究表明医生的沟通能力不能满足病人的需求，但研究也显示沟通能力是可以通过学习和训练而提高的。

播客

一位医生的角度

"你认为你做学生时所学的沟通技巧对你以后成为医生有很大用处吗?"

"有。我突然明白了我们当初学习沟通技巧的原因——午夜时分，很久没有睡觉，整个人几乎处于一种机器人的状态时，那些深深植根于脑中的沟通技巧就发挥作用了，就像天性一样自然。突然之间我真的很感谢这些知识。"

 播客: Kitty Mohan, 刚刚参加工作的医生

病人不满意，不坚持治疗，发生医疗事故和投诉甚至诉讼，这些通常源于失败的临床沟通。低效的沟通也导致医生感到压力渐增、疲惫不堪。然而，研究表明，如果医生的沟通能力很好，可以:

◆ 减少投诉与诉讼。

◆ 让病人更满意。

◆ 改善病人的健康状况。

　　本书之后的部分将会展开讨论这些主题，也会讲述在不同的场景下如何成为一个善于沟通的医生。本书将列举不同的，并且通常是困难的情景，以及恰当的沟通方式。但是这不是唯一正确的方式，它们只是一些建议。请把它们作为可选择的工具，以提高与病人、家属和同行的沟通能力。希望读者可以随着阅历的丰富，发现新的方法来应对不同的状况。最终你将研究出一套属于自己的沟通风格。这种沟通方式可以帮助你做好你自己，并帮助病人。本书将陪伴着你踏上这段旅途。

（庄昱、张熠、王岳译）

扩展阅读

　　可以访问以下网站，以获取《临床医患沟通艺术》的相关资源：www. oxfordtextbooks. co.uk/orc/washer

参考文献

Ambady N, Laplante D, Nguyen T, Rosenthal R, Chaumeton N, Levinson W. Surgeons' tone of voice: A clue to malpractice history. Surgery, 2002, 132(1), 5–9.

Arborelius E, Bremberg, S. What can doctors do to achieve a successful consultation? Videotaped interviews analysed by the "consultation map" method. Family Practice, 1992, 9(1), 61–67.

Baile WF, Kudelka, AP, Beale EA, Glober GA, Myers EG, Greisinger AJ, Bast RC, Jr, Goldstein MG, Novack D, Lenzi R. Communication skills training in oncology. Description and preliminary outcomes of workshops on breaking bad news and managing patient reactions to illness. Cancer, 1999, 86(5), 887–897.

Barry CA, Bradley CP, Britten N, Stevenson FA, Barber N. Patients' unvoiced agendas in general practice consultations: Qualitative study. British Medical Journal, 2000, 320(7244), 1246–1250.

Bell RA, Kravitz RL , Thom D, Krupat E, Azari R. Unmet expectations for care and the patient-physician relationship. Journal of General Internal Medicine, 2002, 17(11), 817–824.

Hampton JR, Harrison MJ, Mitchell JR, Prichard JS, Seymour C. Relative contributions of history-taking, physical examination, and laboratory investigation to diagnosis and management of medical outpatients. British Medical Journal, 1975, 2(5969), 486–489.

Lau F. Can communication skills workshops for emergency department doctors improve patient satisfaction? Emergency Medicine Journal, 2000, 17(4), 251–253.

Maguire P, Booth K, Elliott C, Jones B. Helping health professionals involved in cancer care acquire key interviewing skills-the impact of workshops. European Journal of Cancer, 1996, 32A(9), 1486–1489.

Marvel M, Epstein R, Flowers K, Beckham H. Soliciting the patient's agenda: Have we improved? Journal of the American Medical Association, 1999, 281(3), 283–287.

Mayer R, Cassel C, Emmanuel E, Schnipper L. Report of the task force on end of life issues. 34th Annual Meeting of the American Society of Clinical Oncology, Los Angeles: ASCO,1998.

Mumford E, Schlesinger HJ, Glass GV. The effect of psychological intervention on recovery from surgery and heart attacks: An analysis of the literature. American Journal of Public Health, 1982, 72(2), 141–151.

Peterson MC, Holbrook J, VonHales D, Smith NL, Staker LV. Contributions of the history, physical examination and laboratory investigation in making medical diagnoses. Western Journal of Medicine, 1992, 156(2), 163–165.

Ramirez A, Graham J, Richards M, Cull A, Gregory W. Mental health of hospital consultants: The effects of stress and satisfaction at work. The Lancet, 1996, 347: 724–728.

Rhoades DR, McFarland KF, Finch WH, Johnson AO. Speaking and interruptions during primary care office visits. Family Medicine, 2001, 33(7), 528–532.

Robinson JD. Closing medical encounters: Two physician practices and their implications for the expression of patients' unstated concerns. Social Science and Medicine, 2001, 53(5), 639–656.

The Headache Study Group of The University of Western Ontario. Predictors of outcome in headache patients presenting to family physicians. A one year prospective study. Headache: The Journal of Head and Face Pain, 1986, 26(6), 285–294.

Vincent C, Young A, Phillips A. Why do patients sue doctors? A study of patients and relatives taking legal action. The Lancet, 1994, 343(8913): 1609–1613.

第2章 医学访谈的结构与过程

Peter Washer

章节要点：

◆ 如何进行自我介绍与获得同意。

◆ 描述不同的提问方式。

◆ 对共情下定义并解释如何正确使用。

◆ 描述医疗访谈的开始、过程与结束的方式。

　　早在本科学习阶段，你就开始接触病人，与病人讨论他们的各种健康问题。随着你的进步，你会更正式地记录下病人告诉你的信息来帮助你学习。最终，你会学习书写结构式的病历。之后，当你进入医院，加入医疗团队时，你将开始与自己的病人谈话并记录病人的情况。

　　本章将讲述与病人进行语言沟通和非语言沟通的技巧。第3章将详细介绍病史的采集和解读，包括使用日常用语提出问题以收集所需要的信息。第4章的内容是关于病历的书写。第5章将讲述如何向其他医生展示新的发现。

自我介绍与获得同意

情景布置

病人都期望医生专业而认真，所以医生在面对病人时一定要做到衣着得体。衣着随意往往会使病人感到敷衍，从而降低对医生的信任，不愿意跟医生进一步交流。另外，医生还应当注意交流的环境。例如，在问诊过程中，确保医患双方能够相互看得清和听得见，这对于那些上了年纪或感官迟钝的病人来说尤其重要。病房里一般都有电视机或收音机，与住院病人交谈之前，医生们应当询问病人是否可以关掉它们。整个过程应当保护病人的隐私，确保不会被其他病人或访客看到、听到或者打扰，因此，医生应当关上病房门或拉上隔帘。跟病人谈话时，医生应当放下手中的事务，坐在病人身旁，平视病人。因为坐下谈话显得不那么唐突，也可以使病人感觉谈话时间更长（Barnett，2001）。有些医院的病房里并没有准备椅子，但最好不要直接坐在病床上，这样不但会干扰病人，还可能会造成交叉感染。最后，如果要对病人进行检查，请事先准备好仪器设备。

自我介绍与获得信任

在向病人进行自我介绍时，医生一定要用自己的全名，告诉病人自己是医生还是医学生，以及进院时间。避免使用专业术语，比如，**"我的上级是某某大夫""我在儿科轮转"**，或**"我在二级学科实习"**——如果医生这样介绍自己，病人是不会明白的。正确的介绍方式是：**"你好，我是某某，一年级医学生（或初级医生）。"**如果可以给病人一个最温暖、最真诚的微笑，那就一定会收获病人的笑脸（建议尝试一下！）。如果你觉得合适的话，可以先尝试和他们握手，请记住，有些病人更乐于握手。查看病人的姓名并选择他们喜欢的称呼，"先生""女士"是万能的称呼。比如，医生可以这样提问：**"请问您是李女士吗？我可以称呼您为李女士吗？"**如果病人更喜欢你叫他们的名字，他们也会告诉你的。

之后，你需要告诉病人谈话的原因并取得他们的同意。如果你是在为研究收集信息，那么你需要向病人说明情况，包括你将会记录谈话内容等，还需要告诉他们无论其配合与否，都不会影响到他们的治疗。同时，你还需要向病人保证研究不会泄露任何个人隐私。如果谈话内容将被用于病人的治疗，例如收集病人病史，你需要告知病人病史中的所有信息都是保密的，只会用于医疗目的。

将上述内容说明清楚十分必要，因为病人并不理解不同保密形式之间的关系。生活中，如果一个朋友告诉你一个秘密——某人说她曾经流过产——她实际上是希望这个秘密在任何情况下都不会被第三人知晓。然而，如果某个病人对身为医生的你说她曾经做过人工流产，你记录下这个信息，那么其他医生将会知道。但如果病人说：**"我不希望你记录下我现在所说的……"**此时你就需要打断并提醒他：虽然这些信息是隐私，但医学诊断将会使用这些信息，但是我保证绝对只用于医疗目的。当然，你不能与医疗团队之外的人谈论病人的隐私，如果病人同意将他的病例用于教学，也只能用于教学目的。在任何可能被其他人窃听到病人信息的地方，如医院电梯等场所，都是杜绝谈论病人个人信息的。

告知病人谈话时长也是十分必要的。医生想要与病人进行谈话，就必须获得病人的同意。这种同意无须书面记录，口头许诺便已足够。如果病人拒绝谈话，那么医生应当尊重其意愿。毕竟，病人并没有义务回答你的问题。类似的，如果病人在谈话中突然改变了主意，你也需要尊

重他们的选择。此外，当病人感到厌烦或疲劳时，他们很可能就不愿意
继续谈话，此时，你不应认为他们是在针对你。通常情况下，病人在住
院或者候诊期间常常是会感到很无聊的，他们也会需要有人陪着打发时
间。此时，如果你能采纳上述建议，友善而真诚地接近他们，他们一定
会热情地欢迎你的。

不同的提问方式

在第 1 章中曾提及，研究显示医生习惯在病人陈述结束前打断他们
并会因此错过重要的信息，或者不让病人阐述所有的就诊原因（Marvel
等，1999）。与病人交流时医生需要注意疾病的两种叙述，而并不是简单
地采集病史。其一是病人视角的叙述，即病人正在经历的病痛；其二则
是生物医学疾病视角的叙述，也就是体征（来自体格检查）和症状（来自
病人叙述）。可见，实际上医生需要注重两个方面，病人对疾病的主观感
受以及生物医学疾病的客观方面（Haidet 和 Paterniti，2003）。研究表明，
最有效的方法是使用不同的提问方式从病人处获得完整的信息。问诊时
通常以一个开放性问题让病人开始陈述症状，最后以封闭性问题逐渐实
现信息的完善（Gafaranga 和 Britten，2003；Maguire 等，1996a；Marvel
等，1999）。

开放性问题

开放性问题在收集广泛的信息，特别是病人的感觉方面特别有用。
这些问题可以鼓励病人提供关于自身感受的详细信息。开放性问题常常
包含以下句式：

- "是哪儿不舒服让您来到医院的呀？"
- "我有什么能帮您的吗？"
- "上次治疗效果如何呀？"
- "您现在感觉怎么样啊？"
- "您哪里不舒服呀？"

　　建议不要使用那些以"为什么"作为开头的问题，因为这样的句子显得苛刻又具有胁迫性，比如，**"为什么吸烟？"** 此处推荐另一种提问方式：**"是什么让您想抽烟的呢？"**

　　反思性提问也是一种开放性的提问方式。它促使病人进一步阐述他们之前说过的话。重复病人说过的话语能让病人继续陈述，同时也反映了医生在认真聆听。比如：

- "您提到您一直很担忧，可以讲一下吗？"
- "您说您害怕跟妻子提及这件事情，可以详细讲一下吗？"
- "您所说的'药'是指什么？"
- "疑惑？是哪里没有明白吗？"

　　当病人说，**"我发现事情越来越困难了"**，医生可以这样进行反思性提问，**"是什么越来越困难了呢？"**

　　在开放性问题之后，应该提出更有针对性的开放性问题，比如，**"能给我讲讲您的头疼吗？"** 在收集到所有关于头疼的信息之后，应该提出这样一个开放性问题，**"您还有别的顾虑吗？"** 在弄清病人所有的顾虑之前，可以一直使用这个问题进行询问。之后，医生可以使用封闭性问题补充了解一些细节。

封闭性问题

　　封闭性问题适用于收集精确信息或确认信息细节。封闭性问题的答案通常很短，也许是"是"或"不是"。这些问题通常不能推进讨论和对话，所以不要大量使用，尤其是在谈话刚刚开始的时候。然而在特定情境下，这些问题又是必需的。例如：

◆ "今早您吃药了吗？"

◆ "您上次月经是什么时候？"

这些问题在涉及一些尴尬的话题时非常有用，比如收集性生活信息。例如，医生可能会问："上次性行为是什么时候？""是和您的伴侣吗？""使用安全套了吗？"这些封闭性问题比"给我讲一讲您上次性生活的情况好吗？"这样的询问更能避免尴尬，也能让病人向医生提供有用的信息。

验证性问题也是一种封闭性问题，用以确认对信息的理解是否正确。比如，"您的问题是无法穿衣服，我理解得对吗？"或"您今天来看医生是为了得到一些避孕的建议对吧？"

医学生经常使用一系列封闭性问题收集他们需要的所有信息，但实际上问题的增多就意味着信息的减少。当然，这并不是说开放性问题好而封闭性问题就不好。医生需要在这两种问题之间找到一种平衡，合理搭配，才能取得最好的效果。

应当避免的提问方式

一些提问方式对获取信息毫无帮助，应该避免。引导性问题通常暗示了一定的答案。然而，医务工作者常常使用这种问题，比如：

◆ "关于这一点您没问题的，是吧？"

◆ "您也认为这是最好的解决方法吧？"

◆ "您已经做过手术了，是吧？"

◆ "您今天感觉好些了吧？"

同样，也要避免使用第一人称。如**"我们今天都感觉好些了吧？"**这种问题会对病人造成一定的压抑，使其不能回答真实情况——**"不，事实上我们糟透了。"**

另一种错误的询问方式是将多个问题杂糅到一句话中。这种问题的回答是不明晰的，医生也无法正确理解其意义。比如，**"您是否觉得现在我们已经用完了所有的治疗方案？或者您认为尝试新的药品组合对您是否会有所帮助呢？"**

共情的定义及正确使用

共情（empathy）与同情（sympathy）不同，但有时却容易混淆。同情意指分担某人的痛苦，比如一个朋友因失去亲人而感到悲伤。你可能不认识逝去的人，但的的确确地感觉到了悲伤。你之所以感到痛苦是因为你的朋友在受苦，而你又关心他。共情并不是切身体会某人的情感，而是我们可以控制自己的感受和想法，并且能够设身处地为他人考虑，理解他人的立场，感受他人的感情（Coulehan 等，2001）。共情是人类模拟他人的情感，站在他人的角度，理解他人的过程。

共情有两种类型：

◆ 认知共情：指从认知上理解别人的感情和想法，特别指动机、感情和获得帮助的需求。

◆ 情感共情：指对他人的情感做出回应，与人际关系紧密相连（Munro 等，2005）。

一些病人的困境会自然地影响到医生。有时，病人会使医生想起自己某个所爱的人；有时，他们的境况又会使医生感同身受。然而，医生与病人需要保持一定的职业距离：病人不是你的朋友或家人。他们需要的是医疗服务与治疗，是实际的帮助和情感的支持与理解。如果医生与病人太过亲密，服务的质量则有可能降低。

有人说医学生最初都具有共情的能力，都是一腔热忱地抱着救死扶伤的崇高理想从事医学行业的。然而，学校里非人性化的医学教育让医学生开始隐藏情感，拒绝去感受，让情感孤立。学校要求学生关注疾病而不是病人，讨论病例而不是个人，保持客观，不近人情。医学人文的目的在于通过阅读小说、品味诗歌、欣赏画作等途径让医学生更好地理解和体验病人的疾苦。在医学人文课程中，医学生阅读与欣赏文学艺术，其目的就在于重启或保持那些最初的扎根于心中并将你推上医学之路，却又在后期学习中逐步淡化的共情（Spiro，1992）。

医学生同样也需要与自己的感情进行交流，并且让病人明白你能理解他们的感受，语言表达和非语言表达都可以实现这一点。关于语言表达，我们可以使用如下句式：

◆ "我知道这对您来说并不容易。"
◆ "我知道您并不希望听到这条消息。"
◆ "我很抱歉，您必须接受这种治疗。"

另一种回应形式是针对病人的反应。比如：

◆ "您看起来已经考虑清楚了。"
◆ "很多人和您的感受是一样的。"

非语言交流

向病人表达共情的另一种方式是非语言交流。虽然有时人们认为，在医疗活动中非语言交流不如语言交流重要，但研究表明医生的非语言交流与病人的满意度有极强的相关性（Griffith 等，2003）。例如，在美国的一项研究中，研究者对 36 名全科医生与病人的交谈进行了录像。之后，精神科护士对这 36 名医生的非语言行为的不同难度进行了评价。非语言行为得分高者与得分低者之间存在显著性差异。获得正面评价的医生通常都是坐着直面病人，双脚平放在地面上，双臂摆放对称，而且与病人保持适当的眼神交流。反之，得到负面评价的医生通常双臂摆放不对称，一只手撑在桌面上，双腿交叉，经常会有过多的眼神交流（Harrigan 等，1985）。

　　因此，非语言行为表达的信号是很重要的，包括以下几种：

◆ 亲近度，比如直面病人，还是以一定的角度面对病人。

◆ 点头、微笑、注视，以及发出认同的声音如"嗯"。

◆ 保持开放的身体姿态，比如，抱臂意味着谨慎小心与疏离。还有，身体前倾表示认真，身体后倾则表示不关心。如果医生模仿了病人的动作，比如像病人一样跷起腿，那么病人会认为你已经融入他的谈话并且正在认真聆听他的叙述。

◆ 保持适当的眼神接触可以表达你对他的关注。如果在病人讲述一些重要信息的时候，医生没能保持适当的眼神交流，病人可能会认为医生对此漠不关心或是不重视他们的叙述（Ruusuvuori，2001）。

　　然而，少则不可，过犹不及，过多或者过少的非语言交流都不合适。一直保持眼神交流会显得太过热切，也会产生不良的效果。因此，医生需要根据病人的年龄、社会地位等做出正确的判断（Hall 等，1995）。医生也可以使用肢体语言来强调所说的话。比如，病人提到他们疼痛的部位时，医生可以回应：**"就是说从这里开始疼，然后到了肩膀。"** 与此同时，用手在自己的身体上比划出病人提到的疼痛部位。

　　医学生通常不知道他们什么时候可以触摸病人，比如何时可以伸手去安慰一个失落沮丧的病人。关于这一点并没有特定的原则，需要根据病人的年龄、性别及文化背景进行综合判断。一般标准是根据你自己的感觉来判断。接触需要简短，并且仅限于病人更具有"公开性"的体表部位：手、肩、后背上半部（Hall 等，1995）。如果医生对形势判断错误，那么应当根据病人的反应及时地把手收回来。

　　最后一种非语言交流形式是沉默。沉默是金。尽管在西方文化中，人们不习惯沉默，喜欢用语言来打破沉默。但是不打断他人陈述、在谈话中留有空歇、善于倾听的医生却往往可以通过沉默的方式，从病人那儿很容易地就能迅速获取到更多的关键信息（Haidet 和 Paterniti, 2003）。

医疗谈话的开始、过程与结束

　　每一次医疗谈话都包含开始、过程和结束。开始的时候，医务工作者需要做自我介绍，解释与病人谈话的原因并请求许可。之后，需要在开放性问题和封闭性问题之间找到平衡并开始询问。在收集了所有的重要信息之后，医务人员需要进行概述。最后一步不仅可以确保信息的正确性，也能给病人提供补充信息的机会。比如：

　　"我可以概括一下刚才我们的对话么？您说您今天来看医生是因为便秘。上个月您平均每两三天才大便一次，这和您平常每日一便的习惯不太一样。排便时会有疼痛，大便干燥，其他正常。您不知道为什么，您在饮食上并没有什么改变。另外，您也没有发现身体有其他异常。您没有服用过任何非处方通便药，希望医生能够给您一些有用的建议。情况是这样的吧？"

　　如果病人同意以上所说，医生可以用一些指示性的语言提示病人谈话的进程：**"好的，我已经了解您便秘的问题了，除此之外，您今天来就诊还有其他原因吗？"**然而，医生通常只是说：**"没有别的问题了吧？"**

研究表明，这是一个具有引导性的问题，使病人很难进一步提出别的问题。虽然这种问题看起来平常，但事实上很少有人有勇气在医生问出"没有别的问题了吧"之后还能继续说"我还有其他别的问题"。美国就此问题开展过研究，研究要求 20 名全科医生对 224 名病人随机地提问**"没别的问题了吧？"**与**"您还有别的需求吗？"**研究发现后者的使用使病人实现的期望值比前者高了 78%（Heritage 等，2007）。

　　病人可能会提出新的问题，而医生应该同时使用开放性和封闭性问题来寻找新的信息。在这个过程的最后，医生还应该做一个概述，并询问病人信息是否正确。研究表明，趁早询问病人的需求，不打断病人，关注其情感和心理的需求，了解病人的信仰和隐藏的问题，这些行为都有助于减少病人在最后提出新问题的可能性（White 等，1997）。如果在谈话过程中，你突然大脑一片空白，思维中断，甚至忘记接下来要说什么，那么，做一个简短的总结将有助于使对话双方回到正轨。

　　医生一旦清楚地了解了病人的需要，就可以做一个总结。之后继续用指示性的语言告知病人谈话的进程：**"我已经知道了您今天就诊的原因，我还想问一下您其他问题，好吗？"**如果医生在记录一份完全的病史，那么主诉和现病史部分就已经完成，可以进入下一部分信息的采集了。下一章将会进一步讲述病史的内容与书写。

　　医学生即使有能力，也没有权利给病人做出诊断或提供建议。如果病人询问，那么应该礼貌地告诉他医学生是不可以回答这些问题的，并建议他去咨询医生或护士。初级医生在谈话结束之前则应该告知病人他们哪里出了问题，讨论可能的治疗，让病人尽可能多地参与决策。初级医生还应该与病人一起对治疗方案达成一致意见，最少也应该让病人明白他们应该做些什么。这些都是初级医生的职责，在本书的最后几章也会就这个部分进行讲述。

结束对话

一旦收集了所有的信息，谈话就可以告一段落了。结束谈话的重点在于从关注当下转变为展望未来。在最后总结（医生需要告诉病人相关信息以及接下来的诊疗方案）之后，让病人知道接下来的发展尤为重要。这其实也很简单，比如，告诉病人到候诊室，等待护士叫他们进行治疗，或者约定在之后的某个时间再次就诊。如果在对话的最后，医生和病人对这次谈话结果都不满意，那么建议在未来的某个时间再进行一次谈话。

最后，做完这一切，在送病人离开之前，请不要忘记对病人表示感谢。

总　结

无论是在手术中、病房里，或做检查时与病人交谈，还是为了记录病史而与病人交流，都应该注意以下沟通技巧的使用：

- ◆ 正确地介绍自己，让病人清楚地了解你，以及了解与其交谈或做检查的目的与内容，并且取得他们的同意。
- ◆ 注意非语言行为的使用。
- ◆ 恰当搭配开放性问题和封闭性问题。
- ◆ 通过语言与非语言行为表达共情和理解。
- ◆ 总结每一部分内容，确保信息的正确性，并引导谈话的进行。
- ◆ 最后，总结并结束对话，明确告知病人之后会发生的事情。

这些沟通技巧适用于医生与任何病人之间在任何情况下进行的任何交流。

（庄　昱　张　熠　王岳译）

扩展阅读

Maguire P, Pitceathly C. Key communication skills and how to acquire them. British Medical Journal, 2002, 325(7366): 697–700.

虽然没有其他临床医患沟通技巧模式，最有影响力并且教学范围最广的是卡尔加里 - 剑桥指南（Calgary-Cambridge Guide）。其内容概要请参见：

Silverman J, Kurtz S, Draper J. Skills for communicating with patients, 2nd edn. Oxford: Radcliffe Medical Press, 2005.

还有比较有用的 Calgary-Cambridge 网站。该网站的链接可以通过本书的网络资源中心找到：www.oxfordtextbooks.co.uk/orc/washer

参考文献

Barnett PB. Rapport and the hospitalist. The American Journal of Medicine, 2001, 111(9B): 31S–35S.

Coulehan JL, Platt F W, Egener B, Frankel R, Lin CT, Lown B, Salazar WH. "Let me see if I have this right ..." : Words that help build empathy. Annals of Internal Medicine, 2001, 135(3), 221–227.

Gafaranga J. Britten N. "Fire away" : The opening sequence in general practice consultations. Family Practice, 2003, 20(3): 242–247.

Griffith CH, Wilson JF, Langer S, Haist SA. House staff nonverbal communication skills and standardized patient satisfaction. Journal of General Internal Medicine, 2003, 18(3): 170–174.

Haidet P. Paterniti DA. "Building" a history rather than "taking" one: A perspective on information sharing during the medical interview. Archives of Internal Medicine, 2003, 163(10): 1134–1140.

Hall JA, Harrigan JA, and Rosenthal R. Non-verbal behaviour in clinician–patient interaction. Applied and Preventive Psychology, 1995, 4(1): 21–35.

Harrigan JA, Oxman TE, Rosenthal R. Rapport expressed through non-verbal behaviour. Journal of Nonverbal Behaviour, 1995: 9(2), 95–110.

Heritage J, Robinson JD, Elliott MN, Beckett M, Wilkes M. Reducing patients' unmet concerns in primary care: The difference one word can make. Journal of General Internal Medicine, 2007, 22(10), 1429–1433.

Maguire P, Faulkner A, Booth K, Elliott C, Hillier V. Helping cancer patients disclose their concerns. European Journal of Cancer, 1996, 32A(1): 78–81.

Marvel M, Epstein R, Flowers K, Beckham H. Soliciting the patient's agenda: Have we improved? Journal of the American Medical Association, 1999, 281(3): 283–287.

Munro D, Bore M, Powis D. Personality factors in professional ethical behaviour: Studies of empathy and narcissism. Australian Journal of Psychology, 2005, 57(1): 49–60.

Ruusuvuori J. Looking means listening: Coordinating displays of engagement in doctor–patient interaction. Social Science and Medicine, 2001, 52(7): 1093–1108.

Spiro H. What is empathy and can it be taught? Annals of Internal Medicine, 1992, 116(10): 843–846.

White JC, Rosson C, Christensen J, Hart R, Levinson W. Wrapping things up: A qualitative analysis of the closing moments of the medical visit. Patient Education and Counselling, 1997, 30(2): 155–165.

第3章 如何采集病史

Peter Washer

章节要点：

◆ 描述如何采集病史。

◆ 对提问阶段使用非医学术语提出建议。

◆ 讨论如何发现和回应病人留下的线索。

病史采集是一项非常复杂的工作。为了学习的方便，病史采集的教学通常被分为两个方面：过程和内容。在医学院校，学生主要学习病史采集的沟通过程，通常使用"Calgary-Cambridge"交流模式（Silverman等，2005）。在此后的临床实习阶段，医学生则会更加注重病史内容，包括主诉、现病史、既往史、个人史、系统回顾和其他方面。然而，这种过程与内容分离的教学方式的效果并不好，因为学生们认为他们是在学习两种截然不同的事物，而不是同一个事物的两个方面（Kurtz等，2003）。其后果就是医学生在最初的实践中很难兼顾沟通过程和内容这两个方面，就像小孩子很难协调地完成一只手拍头，而用另一只手揉肚子，然后再两手交换动作一样。

　　沟通技巧的学习常常独立于医学检查和手术操作（如静脉穿刺和手术缝合）等临床技能，这一点让病史采集的学习更加困难。在医学实践中，医生需要在给病人进行检查、抽血或缝合的同时与病人进行交流。对医学生来说，在临床检查、询问病史、查看结果、推理诊断以及团队合作的过程中还要同时注重沟通技巧的使用，这也颇具挑战性（Kneebone 和 Nestel，2005；Kneebone 等，2006）。在初学阶段，最好的方法莫过于将这些技能分离开来，逐个击破，彻底掌握。当经验累积到一定程度时，自然便可融会贯通。

病 史 采 集

　　病史是结构化的信息集合，医生需要询问不同方面的信息，才能较为全面地掌握病人的情况。每个医生都有一套属于自己的采集病史的方法，这是其水平逐渐成熟的表现。病史的采集最好以一个开放性问题开始，然后医生静静地聆听病人叙述 2 ~ 3 分钟，让他们告知你所需要的信息。如果病人可以自由表达他们的情况，那么往往他们会提供更多的信息。这个建议的关键就是认真聆听，提取你所需要的信息，然后进一步挖掘病人没有提及的部分。

　　知易行难，尤其是在实习之初。但是如果仔细观察前辈们的做法，你就会明白应该怎样将病人对疾病的叙述与疾病的生物医学本质联系起来。此外，病人也绝不会按着医生书写的病史顺序（参见本书第 4、5 章）来叙述病情。病人叙述的内容往往更为丰富，包括了病症对他们生活的影响。这些信息绝非通过封闭性问题所能获取的。

博客

一位医生的角度

"当我把病人叫进来之后，我通常会用一个开放性问题开场。如果是初次见面，我会先做自我介绍并请他们坐下。一般我会问："我能帮上你什么？"我认为最有效的一个技巧就是不打断病人，让他们先讲够 1 ~ 2 分钟。即使你觉得时间紧张，有一屋子病人还在等着，你仍然需要耐心地聆听，因为只有不被打断，病人才可以提供给你更可能多的信息。等他们讲述结束，你再针对你想知道的情况问一些封闭性问题。如果你过早地打断了病人的叙述，他们会忘记自己讲到哪儿了，之后他们又会突然想起，这样反而会浪费你更多的时间。"

博客：Eileen Rosenfelder，一名全科医生

听完病人的叙述之后，医生还需要问一些问题以获得更为全面的信息。在询问的时候，有必要向病人说明问这些问题是为了了解必要的信息，不要让他们担心自己可能有什么严重的毛病。此外，在转移话题时给病人一些提示是非常有用的，比如：**"现在我们已经知道了你以前的用药情况，接下来我想了解一下你家人的情况。"**

病史的结构

- 主诉
- 现病史
- 既往史
- 用药史、过敏史
- 家族史
- 个人史
- 系统回顾

以非医学专业术语提问

在询问病史的过程中，尤其需要注意避免使用医学术语和专业名词。医生不能认为病人已经知道了一些医学术语，即使是日常生活中常见的，如高血压、放射痛等，更不要说"呼吸窘迫"等更专业的术语。同样，医生也不能仅仅因为病人没有对你使用的医学术语表示不解，就想当然地以为病人已经理解这些术语的意思了。因为病人可能根本没有听见你说的术语，或者他们仅仅是通过语境去猜测理解术语的意思而已。因此，医生应该将医学术语、专业名词翻译成日常的生活用语。下面是我们对术语转化的几点建议。如果有病人使用了诸如"心悸"这样的医学术语，建议医生先请病人具体描述该词的意思，以确保双方的理解一致。

临床学生遇到的另一个困难在于保证病人的讲述不偏题，不粗鲁地纠正病人的跑题则更加困难。如果病人的叙述听起来模糊、混乱且没有重点，那么一个好的方法就是等他们自己停下来。毕竟，即使病人再怎么口若悬河，也需要停下来喘口气吧。这时候，医生需要抓紧机会对病人刚才的诉说做出一个极精简的总结，并且向病人求证总结的正确性。"我理解的对吗？"病人可能就会对其进行具体阐述。接下来，医生就可以通过提问让病人重回主题：**"我想问一下……"**

下面是一些常见病史各部分内容标题的缩写。下一章将会列举更多。

主诉（presenting complaints，PC）

病史记录的第一部分就是准确把握病人遇到的问题。我们称之为主诉，以前也称其为"病人的问题"。医生可以通过一些开放性问题来获取这方面的信息，如：

◆ **"您能告诉我今天您来这里的原因吗？"**

◆ **"您为什么来医院呢？"**

比如某个病人因为肚子剧烈疼痛入院。当医生问他的时候，除了腹痛，他可能还会说体重减轻了。于是医生应该记录如下：

主诉：

1.腹痛

2.体重下降

现病史（the history of the presenting complaint，HPC）

为了评估当前所患疾病，医生需要更多的信息。一方面是从医学视角观察体征与症状，并且寻找诊断的证据。另一方面是从病人的视角关注他们的病痛，了解疾病对他们产生的影响，包括他们对疾病的一些想法。

医学视角的现病史：

病情发展：

◆ **您是什么时候开始感觉不舒服的？**

◆ **持续多久了？**

症状分析：

◆ **能告诉我您感觉哪儿不舒服吗？（症状分析）**

如果病人在强调疼痛，那么应该避免引导性的问题，比如"锻炼时会胸痛吗？"医生应该使用**"疼痛筛选"**的方法，这也是 SOCRATES 法。

位置（Site）

◆ **您能告诉我疼痛的部位吗？**

时间（Onset）：

◆ **"你以前有过同样的疼痛吗？"**
◆ **"什么时候开始的？"**

特征（Character）

◆ **"您能用自己的语言描述一下疼痛吗？"**（如果用"刺痛""绞痛"等询问病人，那么他们一定会受到影响。）

辐射范围（Radiation）

◆ **"疼痛是否转移？"**
减轻因素或伴随症状（alleviating factor/associated symptoms）：
◆ **"疼痛发作的时候您在做什么？"** 或者 **"如何能够缓解疼痛？"**
◆ **"除了疼痛，还有其他什么症状？"**

时长

◆ **"疼痛是持续的还是瞬间的？"**
◆ **"持续多久？"**

恶化因素

◆ **"什么时候加重？"**

严重性

◆ "如果满分为 10 分，您给这种疼痛打几分？"

病人视角的现病史

　　与生物医学体征和症状一样，病人对于疾病的主观感受也值得医生关注。对于自己出了什么毛病以及怎样能让自己好起来，大多数病人有自己的想法和忧虑。比如，一项英国的研究调查了 756 名就诊的病人。研究发现大多数病人就诊时都有自己的想法。几乎所有的病人对治疗或检查都有自己的预期。在就诊的病人中，40% 是因为自己的症状而感到忧心；60% 的病人对自己的疾病有一定的想法（McKinley 和 Middleton，1999）。一个很容易记住的方法是去询问病人自己的想法、担忧和预期，这三项可以缩写成"ICE"。

想法（Ideas）（通常可以提示患病的原因）

◆ "您觉得您为什么得病？"

担忧（Concern）（通常与问题的严重性有关）

◆ "您有什么特别担心的吗？"

　　预期（Expectations）（引导医生做出回应）

◆ "您希望医生怎么处理？"

　　医生还应关注疾病对病人生活的影响。

◆ "它对您的日常生活有什么影响？"

　　在这部分结束时，医生还应该询问病人是否有其他预期或担忧。

既往史（past medical history）

在了解了病人的主诉、现病史（包括病人的想法、担忧和预期）之后，医生就应该把关注点转移到既往史上，以提供背景信息，从而有助于理解当前的疾病。

> **时刻牢记**
>
> 医生不应该以一系列封闭性问题去逼问病人，但同时必须要确认一些重要的信息。医生必须询问病人是否罹患下列疾病：**结核病、高血压、心脏病、风湿热、癫痫、哮喘/麻醉问题、糖尿病、卒中及黄疸等。**

询问病人的既往史时需要先使用比较宽泛的问题，得到肯定回答后，再使用具有针对性的问题继续提问。

- ◆ "您得过慢性病吗？"
- ◆ "您住过院吗？"
- ◆ "您动过手术吗？"

如果这些宽泛的问题还是不能够覆盖以上列出的疾病，医生可以用封闭性问题进行提问。

用药史（drug history）

在调整用药或者是酝酿新处方之前，医生应该知道病人的用药情况。如果病人带来了自己的"药罐子"，医生应该与病人一起一样样地确认核对。无论病人有没有带着自己的药，医生都应该首先询问：

- ◆ "您现在有服用药品吗？"
- ◆ "您知道吃的是什么药吗？"

◆ "您按时吃药了吗？"

◆ "您以前有服用过其他药品吗？"

◆ "您吃过非处方药或是其他保健药品吗？"（本书第 12 章有关于保健药品的讨论。）

◆ "您对什么药品过敏吗？"

家族史（family medical history）

　　医生需要知道病人的家族病史，特别是直系亲属的患病状况，包括父母、兄弟姐妹和子女。问的问题需要符合病人的情况，比如问一位年长的病人其双亲是否健在就不合适了。对有遗传因素的疾病，医生则需要细致地询问。问及直系亲属的时候，医生需要注意有些人与自己的亲属根本没有血缘关系，例如被领养的人。询问家族史时可以使用如下问题：

◆ "您的父母健在吗？可都还健康？"

◆ "您有兄弟姐妹吗？都健康吗？"

◆ "您的近亲中有早年去世的吗？是什么原因？"

◆ "您有患家族性疾病的亲属吗？"

个人史（personal and social history，SH）

　　这部分将会涉及一些关于病人家庭环境的敏感问题。此时，医生如果不想忽略任何可能的情况，比如夫妻分居或离婚夫妻依旧同居、同性恋、柏拉图式室友等，一定要注意措辞。对这些涉及病人个人生活的问题可以用以下方法提出：

◆ "您有同居的伙伴吗？"医生可以在这个问题之后继续挖掘，包括询问死亡或离婚，比如，"您丧偶很久了吗？""您住得离亲人近吗？"

◆ **"您的朋友和家人知道您的情况吗？"**

　　知道了病人年龄和健康状态之后，医生还需要继续提问以下问题：

◆ **"您是自己去购物或做家务吗？"** 如果病人否定，那么可以问，**"是谁帮您做这些事情的？"**

◆ **"在家时您需要别人的帮助吗？"** 同样，医生也可以继续追问这个问题，调查病人是否自己洗澡是自己上厕所，或者他们是否雇佣了小时工或社区保姆。

◆ **"您工作吗？做什么？喜欢吗？"** 或者是 **"您以前做什么？"**

　　询问致病的危险因素很重要。如果病人暗示的确有危险因素存在，则应该建议他们改变生活习惯，并提出一些提高生活质量的建议，告知病人应该如何寻求帮助，比如营养学家或者戒烟专家。可以这样提问：

◆ **"您现在吸烟吗？"**

　○ 如果不吸，就问他们曾经是否吸烟。如果吸过，则应该问一下每天的烟量、烟龄以及戒烟时间。

　○ 如果吸烟，那么就问每天的烟量、烟龄，以及是否有戒烟打算。

◆ **"您喝酒吗？多久喝一次？每次喝多少？"**

　○ 每周饮酒量的记录：啤酒以半品脱或 50ml 为一个单位，烈酒以 25ml 为一个单位（酒吧一般一次提供 35ml），葡萄酒以 80ml 为一个单位（小玻璃杯的容量大概是 80ml）。如果他们喝的比每日推荐量多（男人每天 3~4 单位，女人 2~3 单位），那么就应该检查他们是否有酒精依赖（见第 11 章有关的酒精问题）。

◆ （如果这个问题恰当的话）**"您使用娱乐性药品吗？"**

◆ **"您吃些什么？能告诉我您一般都吃什么吗？"**

◆ **"您锻炼吗？"**

系统回顾（system review）

　　这是病历的最后一部分。医生应该使用一张列出了各系统主要的常见症状的单子，当然，没有必要重复之前询问过的问题。这是一个检查，以补全病人没有提及的症状，特别是那些与主诉相关联的症状，然而病人可能没有认识到这之间的联系。

总体状况

- "除了刚才说的，您还有其他不舒服的地方吗？"
- "您每天是感到精力充沛还是疲倦？"
- "睡眠质量如何？"
- "胃口好吗？"
- "发烧吗？夜间是否盗汗？"
- "体重稳定吗？"或者"您最近的体重变化了吗？"
- "皮肤有问题吗？有淤青或出疹子吗？"
- "坐着或者躺着的时候是否感觉到酸痛？"（是否有褥疮）

心血管系统

- "有没有胸痛？"如果有，则应该使用提到的 SOCRATES 法。
- "是否感觉气短？"如果是，则应该询问是发生在锻炼时还是休息时，出现在夜间（阵发性夜间呼吸困难）还是躺下的时候（端坐呼吸）。
- "走多远会感觉到累？"（运动耐量）
- "心跳是否过快？像在敲击胸腔一样？"（心悸）
- "走路时有没有小腿疼？"（跛行）

◆ "膝盖是否肿胀？"（水肿）

呼吸系统

◆ "是否有气喘或咳嗽？"如果有，"咳嗽时是否疼痛？"

◆ "是否有咳出物？"（痰或黏液）如果是，"是什么颜色？痰中带血吗？"

消化系统

◆ "是否有腹痛？"如果是，则应该运用 SOCRATES 法进行筛查。

◆ "是否有恶心或呕吐？"如果有，"是否呕血？"

◆ "是否存在咀嚼或吞咽困难？"

◆ "排便是否规律？"

◆ "大便是否有改变？"

◆ "最近排便习惯是否改变？"

◆ "可以描述一下大便的颜色和黏稠度吗？"

泌尿生殖系统

◆ "排尿是否困难？"如果是，应检查尿不尽、尿滴流、尿淋漓和尿痛等。

◆ "是否有尿频？"如果是，则询问"是否需要起夜上厕所？"

◆ "尿是什么颜色的？是否尿血？"

◆ "有性伴侣吗？"如果有，则询问"性关系方面有问题吗？"

◆ "是否有异常排出物？（从阴茎或阴道）"

◆ 女性病人

　　○ "何时初潮？"

　　○ "是否怀过孕？"

◆ 对绝经前女性

○"月经是否正常？"

○"月经量多少？每次月经持续多长时间？"

○"现在是否可能怀孕？"

◆ 对绝经女性

○"何时停经？"

○"阴道是否出血？"

中枢神经系统

◆ "是否有头痛或偏头痛？"

◆ "是否有过突然发作或晕眩等？"

◆ "是否感到过针扎痛、麻刺感或者局部麻木？"

◆ "四肢有过无力感吗？"

◆ "眼部或视觉是否有问题？"

◆ "听力正常吗？是否有耳鸣？"

◆ "语言表达方面是否有困难？"

◆ 精神方面

○"情绪如何？是否感觉抑郁或者情绪低落？"如果是，应检查食欲和睡眠习惯是否有所改变，比如是否过早醒来，或是否感到悲伤。

○"记忆力是否有变化？"

○"是否焦虑？"（通常病人所说的紧张有可能就是焦虑。）

运动系统

◆ "肌肉是否疼痛或无力？"

◆ "膝盖是否有僵硬、疼痛或肿大？"

内分泌系统

- "是否感觉过冷或过热？"（不耐受）
- "是否比以往更容易出汗？"
- "是否容易口渴？"

识别与发现新问题

有时，病人的真实意思与担忧常常隐藏在他们所说的话语之下。医生需要根据病人给出的线索发现他们的真实想法并做出回应。在病史采集的过程中，病人可能会做一些看似与当时所讨论的问题无关的评论。他们有时会在关键时刻犹豫，有时会做出一些极为夸张的描述，有时他们又会用一些奇怪的表达。除了在对话开始的时候病人会提出要求，在就诊的最后阶段，他们也会提出一些要求，即所谓的"另外"法则或者是"门把手"法则（指在即将关门时提出问题）。这些看似闲聊的话语实际上就是之前被他们隐藏的问题。

前一章强调了医生使用非语言交流的重要性。同样，这是双向的。病人的非语言交流也可以揭露一些疾病带给他们的影响，对诊断也十分有帮助（Hall 等，1995）。病人可以通过非语言行为来暗示可能另有隐情。他们可能会在某些重点问题上停止眼神交流，低下头。有时他们会逃避问题，保持沉默和距离。研究表明，虽然医生对医学线索回应得当，但是对情感暗示的把握却有所欠缺。澳大利亚的一个项目研究了 298 次癌症病人向肿瘤医生进行的医学咨询。研究发现，医生可以很准确地把握 2/3 的医学线索，但是老人和男性病人很少留下情感的暗示。他们不愿意袒露情感，也很少提问题。医生也很难根据情感暗示提供支持（Butow 等，2002）。

如果医生发现了病人"另有隐情"，那么让病人继续说完，然后再回头询问。如果医生有所发现，一定要告知病人，给他们进一步说明隐情的机会。比如，医生可以说："早先当您说到您的家庭的时候，我发现您突然安静下来并且低头回避我的问题。是不是有什么特别的原因？或者是您还有什么想说的吗？"

另一个有助于诊断的非语言行为是疼痛时的面部反应。一篇相关的研究综述表明观察者通过研究者的面部表情评估疼痛往往会低估疼痛的水平。我们需要了解这种偏倚，在通过面部表情判断疼痛水平时要尤为注意避免这种偏倚。如果医生在病人脸上看到痛苦的表情，那么对病人来讲，这种疼痛一定是剧烈的，但是面部缺少痛苦表情却并不代表没有疼痛（Prkachin 和 Craig，1995）。

总　　结

病史的结构化书写要求以标准的格式记录所有的内容，不漏掉任何信息。因此，其他医疗工作者们可以在固定的区域查找到他们需要的所有信息。病史书写是一项很繁重的任务，对病人来说也是如此。他们需要与医生交换大量的信息。有时候，我们只能获取病史所需的部分信息，例如情况紧急的时候，或是病人疼痛难耐、精神恍惚或是整体情况并不如意的时候。请牢记一点：病人并不会优先诉说你急需的信息。你需要做的就是倾听病人的主诉，跟着病人的节奏，一步一步收集你需要的信息。正如威廉·奥斯勒的名言所说："认真倾听吧……病人正在告诉你该如何诊断。"

（庄　昱　李正容　王　岳译）

拓展阅读

病史是病人就诊咨询的一部分，接着是对病人的检查。在检查以及临床技能方面最为综合并有助于学生的图书是：

Cox LT, Roper TA. Clinical Skills. Oxford: Oxford University Press, 2005。

欢迎访问本书的在线资源中心：www.oxfordtextbooks. co.uk/orc/washer。

参考文献

Butow PN, Brown RF, Cogar S, Tattersall MH, Dunn SM. Oncologists' reactions to cancer patients' verbal cues. Psychooncology, 2002, 11(1): 47–58.

Hall JA, Harrigan JA, Rosenthal R. Non-verbal behaviour in clinician–patient interaction. Applied and Preventive Psychology, 1995, 4(1): 21–35.

Kneebone R, Nestel D. Learning clinical skills — The place of feedback and simulation. The Clinical Teacher, 2005, 2(2): 86–90.

Kneebone R, Nestel D, Yadollah F, Brown R, Nolan C, Durack J, Brenton H, Moulton C, Archer J, Darzi A. Assessing procedural skills in context: Exploring the feasibility of an Integrated Procedural Performance Instrument (IPPI). Medical Education, 2006, 40: 1105–1114.

Kurtz S, Silverman J, Benson J, Draper J. Marrying content and process in clinical method teaching: Enhancing the Calgary–Cambridge guides. Academic Medicine, 2003, 78(8): 802–809.

McKinley RK, Middleton JF. What do patients want from doctors? Content analysis of written patient agendas for the consultation. British Journal of General Practice, 1999, 49(447): 796–800.

Prkachin K, Craig K. Expressing pain: The communication and interpretation of facial pain signals. Journal of Nonverbal Behaviour, 1995, 19(4): 191–205.

Silverman J, Kurtz S, Draper, J. Skills for communicating with patients. 2nd edn. Oxford: Radcliffe Medical Press, 2005.

Tate P. Ideas, concerns and expectations. Medicine, 2005, 33(2): 26–27.

第4章　与病人相关的记录

Peter Washer

章节要点：

◆ 提供记录病人信息的最佳指导原则。

◆ 指导如何进行病历的书写。

◆ 确认和讨论其他形式的医学书面交流。

像所有的专业人士一样，医生也需要进行书面交流和口头汇报。本章将详细阐述如何书写病历，并探讨其他交流形式。

医学书面交流的最佳指导

"病历日志"（case notes）和"病历记录"（case records）都是关于病人护理的记录，以书面形式或电子形式保存在案。准确的病历记录是医疗中重要的一环，尤其当许多医生和各种专业医护人员合作护理某个特定的病人时。病历记录常用于多学科医疗团队共同进行的会诊，同时也用于与其他团队的交流。因此，病人的情况说明应当包括详细的会诊记录，并能够重构谈话过程中病人的心理活动，从而使对病人的无缝衔接护理成为可能（Medical Protection Society，2008）。

　　根据英国《健康数据获得法案》（Access to Health Records Act）（1990）和《数据保护法》（Data Protection Act）（1998）所确立的原则，病人及其亲属和代理人有权查阅病人的病历。在诉讼、索赔或纪律处分中，病历将会成为合法证据。因此，我们要求病历客观、清楚、同步、原始，并且无篡改痕迹（Medical Protection Society，2008）。无论记录任何关于病人的信息，都要加倍小心。想象一下你是在病人及其家属面前把病历大声念出来，或者更糟糕——在死因裁判法庭上。如果这让你感到很不舒服，那么你就需要重新考虑一下你写的内容了。

　　与此同时，病历也是做出诊断和制订医疗计划的依据，所以一旦出错，病历可以成为保护自己的证据。即使你事后得知自己的诊断或治疗出错了，你仍然可以依据病历来回溯当时的诊疗思路，包括当时基于病历与检查的发现以及得出结论的依据，以此来证明自己所做结论的合理性。

　　以下几点请务必铭记：

◆ 如果你试图将病人的记录带出病房、临床或手术室，那么记录可能会丢失或遭窃，病人的信息就会泄露。因此，如果你做记录的目的是学习，而不是记录病人的情况，那么就不应当记录任何会泄露病人身份的信息。

◆ 任何记录都应当是清晰、可识别的。不清楚的笔迹，尤其是处方，会对病人安全造成威胁。例如，某药师在误读医生笔迹潦草的处方后，将用于胸部感染的阿莫西林（amoxicillin）误读为格列本脲（优降糖，glibenclamide）。后者是一种用于降低糖尿病病人血糖的药。之后病人出现了不可恢复的脑部损伤。由于服药错误，病人昏迷后住院治疗的时间长达 5 个月，最终导致智力下降和短期记忆出现障碍（Department of Health，2002 ）。

◆ 记录时使用擦不掉痕迹的黑色圆珠笔，其他颜色的笔复印效果不好，而钢笔容易漏墨，笔迹也不易识别。

◆ 做每一次记录时，都应当在旁边清楚地写上自己的身份（如"四年级医学生"）、日期并签名。如果之后需要修改，例如纠正一个错误，也应当同样签名并注明日期，以证明你没有试图篡改病历欺骗他人。

◆ 应将病历的每一页都按顺序注明页码，上面也应当标注病人的姓名和医院的名称，同时粘附病人的编码或条形码。

如何书写病历

当你为病人进行评估时，你所写下的笔记叫作完整病历，也叫大病历，包括病人的病史、体格检查、初步诊断或诊疗计划。

虽然一边书写一边谈话会分散病人的注意力，但是事实上，除非做笔记，否则要记住所有的内容几乎是不可能的。然而，要记住，你关注的应该是病人，而不是笔记，应时常与病人进行眼神交流，表明你在认真聆听。当你学习书写病历时，应当首先在头脑中勾勒出病历的各部分标题，然后把它们粗略地写下来。在与病人交谈的过程中逐项填入详细的内容，最后再整齐地誊写出来。熟练以后，你就可以省去其中的草稿环节。很多医院的病历都有规范的格式（图 4.1 ），这种格式可以帮助你记住需要记录的全部内容。

病历记录		
姓名		性别	
年龄		民族	
职业		……	
主诉			
现病史			
既往史			
用药史			
过敏史			
家族史			
个人史（包括吸烟和喝酒）			
系统回顾			
总体状况			
心血管系统			
呼吸系统			
消化系统			
生殖泌尿系统			

表 4.1　病历规范格式样板

病历（图 4.2）包含了病人最重要的信息，这也是临床学习的宝贵材料。如果有机会一定要读一下病人的病历。你可以看到其他医生根据病人的检查结果做出的记录，以及病人之前做过的检查等。可能一开始你会觉得病历看起来很混乱，但只要你熟练起来，你就会融会贯通，了解如何将症状与诊断联系起来，怎样做决定，以及如何根据检查结果得出诊断结果以及诊疗方案。

病历应当遵循一定的格式，这样，其他专业人员才能在特定的部分找寻特定的信息：

年龄：94 岁	
会诊	
2008 年 8 月 20 日	实验室检查： 尿液镜检，培养，敏感度测试（*R99）
2008 年 8 月 29 日	实验室检查： 尿液镜检，培养，敏感度测试（*R100）
2008 年 9 月 15 日	实验室检查： 尿液镜检，培养，敏感度测试（*R101）；尿液镜检，培养，敏感度测试（*R102）
2008 年 10 月 7 日	出诊： 胸部心音清楚，心率70次/分，窦性心律有点异常；痰多；睡眠、饮食均正常；由一名斯洛伐克护理人员照顾；与病人女儿交谈；定期（1个月）做尿液检查；已接种流感疫苗；体温36.3℃。

图 4.2 病历举例

人口统计资料

◆ 病人的姓名、性别、出生日期、职业和地址

◆ 转诊来源（如果方便的话）

◆ 病人的家庭医生和亲属的姓名及地址

◆ （如果不是病人本人）病历陈述者（如家属）

◆ 病历记录和检查的日期及时间

病史

◆ 主诉

◆ 现病史——包括医学角度（疾病本身）和病人角度（主观感受），即病人的想法、担忧和预期

◆ 既往史

◆ 用药史 / 过敏史

◆ 家族史

◆ 个人史

◆ 系统回顾

　　○ 总体状况

　　○ 心血管系统

　　○ 呼吸系统

　　○ 消化系统

　　○ 泌尿生殖系统

　　○ 神经系统

　　○ 肌肉骨骼系统

　　○ 内分泌系统

体格检查

◆ 一般检查及生命体征

◆ 皮肤

◆ 手

◆ 运动系统

◆ 呼吸系统

◆ 心血管系统

◆ 乳腺

◆ 淋巴结

◆ 神经系统

◆ 腹部

鉴别诊断

这部分应该包括根据病人病史和检查得出的所有可能的诊断结果。可能的诊断结果既应该包括医学角度的问题，也应该包括病人主观感受方面的问题。应当注意，病人通常不只患有一种疾病。

诊疗方案

这部分包括进一步检查（用于确定诊断或者排除诊断），病人已经接受的治疗，如在救护车上、事故现场或急诊给出的即时诊治，同时还应该包括不能确定的诊断。如果存在疑问，则应当标注"？"或写明问题，如"心绞痛，有待考察"。最后列出治疗方案的建议。

解释与规划

最后，一定要记录下你与病人及其家属之间交流的所有信息，包括你们之间的讨论、你所做的解释等。如果可以，请记录下病人给出对知情同意的结果：是已经同意，还是拒绝？

病历中的缩写形式

理想的情况是不使用缩写，因为缩写可能会造成误解，尤其是当某种缩写在不同的学科所代表的意思不同时。而且在不同的国家，不同的缩写形式可能代表着同一个意思。然而，病历中会大量使用缩写，如果你要阅读病历，就不可避免地遇到很多缩写用语。但是，在与病人交流的时候，则不应当使用任何缩写用语。

　　同样，临床实践中会使用一些特定的符号来记录心音、肌肉力量以及清醒程度；还会用图表的方式来记录体表的可触脉搏，以及一些与肺部、腹部相关的数据。你可以在任何与临床技能有关的书籍中找到这些方法。推荐阅读 Cox 和 Roper 的相关资料（2005）。

病历记录常用缩略词			
PC	主诉	HPC	现病史
Hx	既往史	PMH	既往史（包括手术史）
PPH	精神病史	DH	药物史
SH	个人史	FH	家族史
SQ/SE	系统回顾		
其他病历常用缩略词			
I_x	检查	R_x	治疗方案
BO	大便	PU	小便
SI	性生活	K=	月经周期（意为周期为
G_3P_{2+1}	怀孕 3 次，生产 2 次，妊娠中止 1 次	4/26~30	26~30 天，每次持续 4 天）
1/7，3/7	每周 1 天，每周 3 天	1/12，8/12	每年 1 个月，每年 12 个月
@3/7	每周大约 3 天		
处方常用缩略词			
od	每天 1 次	bd	每天 2 次
tds	每天 3 次	qds	每天 4 次
nocte	夜间	mane	早晨
prn	遵医嘱		

体格检查常用缩略词			
O/E, O/E	经检查	Ex	检查
T	体温	P	脉搏
bpm	次/分（脉搏）	R	呼吸频率
rpm	次/分（呼吸）	BP	血压
mmHg	毫米汞柱（血压单位）	SOB/ SOBOE	气促
NAD	无异常	0	无（例如，0心悸：无心悸）
A	贫血		
C	发绀	J	黄疸
club	杵状指	lymph	淋巴结病
HS	心音	TB	结核病
SR	窦性心律		
系统回顾常用缩略词			
CVS	心血管系统	CVP	中心静脉压
PND	阵发性夜间呼吸困难	ECG	心电图
QRS	心电图波形	HS	心音
JVP	颈静脉压	PP	外周静脉搏动
PSM	心脏收缩期杂音	5ICSMCL	锁骨中线第五肋间
RS	呼吸系统	BS	呼吸音
PN	叩诊音	AE	吸气口
TVF	触觉语颤	exp	胸廓扩张度
creps	捻发音		
GI, GIS	消化系统	PR	经直肠（检查或给药）
LKKS	肝、肾和脾（0LKKS 意指肝、肾、脾不可触及）	PV	经阴道（常指检查，也可指给药）
NS	神经系统	CNS	中枢神经系统
PERLA	双侧瞳孔等大，对光反射正常	CN Ⅰ~Ⅻ	第1~12对脑神经

P 3/5	3 级 /5 级	B,BR,KJ,AJ	肱二头肌、肱桡肌、膝跳、跟腱（反射）
P↑, P↓	足底反射增强，减弱		
MS	运动系统，或多发性硬化		
其他可能遇到的常见医学缩略词			
AFB	抗酸杆菌	AXR	腹部平片
BCG	卡介苗	CT	计算机断层扫描
CXR	胸部平片	EMU	晨尿
ERCP	内镜逆行胰胆管造影术	ESR	红细胞沉降率
FBC	全血细胞计数	Hb	血红蛋白
HbsAg	乙肝病毒表面抗原	HC	头围
Hib	乙型流感嗜血杆菌	ICP	颅内压
IP	住院病人	LFT	肝功能测试
LVH	左心室肥大	MCS	镜检，培养，敏感性
MRI	磁共振成像	MSU	中段尿
OP	门诊病人	OT	职业疗法
TAH	经腹子宫全切术	TOP	终止妊娠
U+Es	尿和电解质	US	超声检查
WCC	白细胞计数		

其他形式的医学书面交流

转诊单与出院证明

除了病历之外，最为常见的书面医学交流的方式之一就是专业医护人员之间的信件，例如某家庭医生将病人转诊到医院所开具的转诊单，或一名住院病人出院时开具的出院证明。

通常病人愿意带走转诊单这类文件的复印件，而近来这样的做法也开始流行起来。英国 2000 年发布的《国民保健服务计划》（National Health Service Plan）中明确指出医方应该定期寄给病人相关材料的复印件（Noble，2007，图 4.3）。部分医生不喜欢这种做法，因为这可能会限制他们与其他专业人员之间随意、坦诚的书面交流（McConnell 等，

亲爱的全科医生：

回复：病人姓名，病人详细信息

诊断：左侧乳腺癌，2005 年

治疗：左侧局部扩大切除，服用他莫昔芬

1 月 12 日，我为_____女士进行了常规随访。她现在的状况很好，没有复发的迹象，我很高兴。她还在持续服用他莫昔芬。体格检查没有异常，左侧胸部切口愈合良好。1 月 12 日的乳腺 X 线检查结果显示一切正常。我安排她在 6 个月内复诊。在这段时间内，如果您有任何问题，请联系我们，不要客气。

您真诚的

外科会诊医生

病人姓名

图 4.3　会诊医生写给全科医生的信，病人留存

1999），而且病人也未必能够理解这些信件的内容，特别是当医生使用了医学词汇和术语时，或者英语不是病人的母语时。在复印给病人的信件里，应当尽量避免使用缩写。另一种可行的方式是单独给病人寄一封简单易懂的信件（图 4.4），或者在信件中将给医生和病人看的内容分开

外科会诊医生

医疗系医学博士，英国皇家外科医师协会会员

病人详细信息

2007 年 1 月 10 日

亲爱的 XXX：

我很高兴地告诉您，您最近做的乳腺 X 线检查结果显示没有癌症的迹象。但是，有非常少的一部分乳腺癌尚不能通过 X 线检查发现，还有一些癌症则是在几次检查之间发现的。所以，对自己的乳腺保持警惕是很重要的。

如果您发现乳腺有任何变化，您应该联系您的全科医生以获得进一步的建议。

您应该在 2 年后再做一次 X 线检查。

您真诚的

（外科会诊医师签名处）

附件给全科医生

图 4.4　医生给病人的医学通知样本，全科医生留存

（White，2004）。在给其他医生写信时，医学界的惯例是不对同事医生进行评论，即使某个医生之前没有照顾好病人，也概莫能外。

当住院病人出院时，或将门诊病人转给他的家庭医生进行照顾时，你需要在出院证明上大致写明其住院期间的治疗及后续治疗（图4.5）。在出院证明中需要写明的内容有以下几点（North London Cancer Network，2006）：

诊断和治疗

可选择的治疗

需要跟进的护理方案及时间表

预嘱——对病人及其家属嘱咐

治疗过程中涉及的其他机构

回顾——人物、时间、地点

会诊录音资料

除了给病人复印转诊单，另一种信息补充方式是使用会诊录音。会诊录音有时会用于癌症病人的护理，尤其是第一次传递"坏消息"的会诊录音。当病人从初始的震惊和情绪波动中缓过来之后，让病人再听一次会诊录音。这种方式的优点是很便宜，而且不需要占用临床时间。一篇综述对八项澳大利亚、北美和英国的随机对照试验进行了总结。综述指出，研究发现，癌症病人收到录音或总结后，除了能更好地让病人记起会诊的内容外，还可以告知病人家属及朋友有关病人的病情和治疗。大多数病人对会诊录音的评价都是正面的（Scott等，2001）。澳大利亚另一项研究调查了52名收到会诊录音的癌症病人。研究发现，几乎所有的将一份录音带回家的病人都曾听过这份录音，并表示录音是有用的（Knox等，2002）。

英国国民健康保险
国民健康保险制度委托中心
医院地址

打印日期：2008 年 8 月 18 日

全科医生详细信息　　　　　　　　病人详细信息
　　　　　　　　　　　　　　　　医院编号：
　　　　　　　　　　　　　　　　国民健康保险制度编号：
　　　　　　　　　　　　　　　　入院日期：2008 年 08 月 06 日
　　　　　　　　　　　　　　　　出院日期：2008 年 08 月 16 日

出院小结——老年健康服务中心

会诊医生：_____医师　　　部门：老年健康服务中心　　　电话：

问题 / 诊断	医疗措施
溃疡性结肠炎	2008 年 7 月该病人在_____医生处就诊。有减肥史和便秘史，因胃肠痉挛就诊。建议其做结肠充气 CT 扫描检查。
因最初利尿剂诱发低钠血症，故停用利尿剂 存在轻度认知障碍 存在甲状腺功能减退	

相关检查：头部 CT：无占位性病灶，无颅内出血。
　　　　　血清钠：入院时 115mmol/L，出院时 129mmol/L。
　　　　　考虑存在持续性低钠血症，已查尿渗透压和血浆渗透压，等待结果。
　　　　　建议检查尿钠、尿及血浆渗透压，并进一步检查其低钠血症情况。

功能：依靠 Zimmer 支架活动。病人独自生活，但经评估需要 2 级护理，必要时
　　　需要理疗师的帮助。大、小便可控。意识清楚，不能独立转诊，有时健忘。

护理：看护人每日上门护理，治疗师增加了一些家用内服药。

附注：门诊行结肠充气 CT 扫描检查，拟安排该病人住院，在病房做肠道检查，
　　　以明确肠道问题所在及其严重程度。

随访：门诊行结肠充气 CT 扫描检查。

出院后注意事项：家庭全面护理。

过敏史：无药物过敏史。

药品名称	剂量	用法	常查	期间	医嘱		
					临床检查	配药	详细检查
硫酸亚铁	200mg	口服	右眼	持续	M	AD	

图 4.5　出院小结样本

医学证明

病人通常还会要求医生提供医学报告和证明，样板见图 4.6。尽管医生可能需要给住院病人开具医学证明，但这些材料一般由病人的家庭医生提供。有的人需要医学报告和证明来证明其丧失了劳动能力，以获得相应的福利待遇；有的人则需要相关证明来达成其他目的，例如，获取保险资格或工作资格。有时，医生还会给一些特定的人开具相关的医学证明，例如，需要领养或收养孩子的人，或需要获取有限住房权益的人，等等。

通常，只有医生（而不是其他的健康工作者）有权力依据当天或前几天的检查结果提供相关的证明。当医生面对提供医学报告或证明的要求时，要求方应写明所需信息，医生只能据实提供说明。所有与病人相关的信息都是保密的，包括他们生病的事实，所以病人必须对医生提供的说明予以同意（British Medical Association，2004）。

知情同意

大多数时候，我们推定病人给予同意。例如，当你询问是否可以为其测量血压时，如果病人卷起袖子，那么你就会推定病人已经同意。同样，当你询问病人是否可以为其做检查时，他们给予口头同意，那么你就可以检查了。然而，当医疗干预手段较为复杂，或存在重大危险，或该手段是研究项目中的一部分时，一份书面的知情同意书就显得非常必要了（Nobel，2007）。在这种情况下，只有进行操作的医生需要获得病人的书面同意。医生需要向病人讲明操作的益处和风险。知情同意书应当包含双方讨论过的细节，例如是否会有术后疼痛、伤疤或任何长期的负面影响等。具体参见第 14 章有关共同决策和风险交流的讨论。

对病人来说，对知情同意书的内容进行口头交流沟通更为重要，因

本表仅用于社会保障和法定病假工资

病人使用本表时的注意事项

您可以用本表做以下事宜：

1. 法定病假工资——在背面填好 A 部分。如果医生已经确定了您恢复工作的日期，也要填好 B 部分。然后将全部表格交给或寄给您的老板。

2. 社会保障——继续填好背面的 A 和 C 部分。如果医生已经确定了您恢复工作的日期，也要填写 B 部分。然后在表格上签名并注明日期，并尽快将其交给当地的就业辅导中心或者社会保障局以避免经济损失。

注意：如果您是个体营业者，或者无职业者，最开始请联系就业辅导中心或者社会保障局。如果您有工作，则与您的老板联系，索要表格。

医生声明

尊敬的先生 / 女士 / 小姐

我今天 / 昨天为您做过检查，建议您

（a）您不必限制工作　　（b）您需要限制工作

原因是＿＿＿＿＿＿＿＿＿＿

或者直至＿＿＿＿＿＿＿＿＿

因为需要对疾病进行诊断，故您需要向老板请假＿＿＿＿＿＿＿＿＿＿

医生的备注

医生签名　　　　签名日期

医生姓名和医疗机构　　　　　　　　　　　　　　　医疗表格 3

医生请注意：全部信息详见内文。

图 4.6　医学证明样板

为调查显示病人通常并不会阅读知情同意书。例如，英国的一项研究对 256 例手术病人展开了调查，结果显示 69% 的病人承认他们在签字之前并没有阅读知情同意书，而那些阅读了的病人也并不比没有阅读的病人回忆出更多的内容（Lavelle-Jones 等，1993）。

总　　结

与病人相关的书面记录是确保医学治疗连续性的关键。在投诉、事故调查甚至是诉讼中，这些书面记录显得尤为重要。以下总结可以帮助你在临床工作中更好地完成书面记录：

◆ 病史（与病情相关的）

◆ 病人的身体检查

◆ 各个系统的检查

◆ 所有重要的发现，包括正常的和异常的，如血压、最大呼吸流量等

◆ 鉴别诊断

◆ 辅助检查的细节

◆ 转诊的细节

◆ 已告知病人治疗方案的益处和风险

◆ 取得病人同意的细节

◆ 治疗方法、药剂量以及其他治疗的细节

◆ 后续治疗的安排

◆ 病情发展，进一步的会诊，以及病情是如何发展的（Medical Protection Society）

（刘逾颖　李正容　王　岳译）

拓展阅读

为了向医学校提交作业，你需要以学术风格书写病人记录。本书不讨论书写的技巧。如果你需要这方面的帮助，可以参考以下图书：

Turner K, Ireland L, Krenus B, Pointon L. Essential Academic Skills. Oxford: Oxford University Press，2007.

欢迎访问本书的在线资源中心：www.oxfordtextbooks. co.uk / orc/washer 。

参考文献

British Medical Association. Medical certificates and reports. London: British Medical Association, 2004.

Cox L, Roper T. Clinical Skills. Oxford: Oxford University Press,2005.

Department of Health. Building a safer NHS for patients: Implementing an organisation with a memory. London: HMSO,2002.

Knox R, Butow PN, Devine R, Tattersall MH. Audiotapes of oncology consultations: Only for the first consultation? Annals of Oncology, 2002, 13(4): 622–627.

Lavelle-Jones C, Byrne DJ, Rice P, Cuschieri A. Factors affecting quality of informed consent. British Medical Journal, 1993, 306(6882): 885–890.

McConnell D, Butow PN, Tattersall MH. Audiotapes and letters to patients: The practice and views of oncologists, surgeons and general practitioners. British Journal of Cancer, 1999,79 (11/12): 1782–1788.

Medical Protection Society. MPS guide to medical records. London: Medical Protection Society, 2008.

Noble, L. Written communication //Ayers S, Baum A, McManus C, Newman S, Wallston K, Weinman J, West R (Eds). Cambridge handbook of psychology, health and medicine. Cambridge: Cambridge University Press, 2007: 517–521.

North London Cancer Network. Communicating significant news. London: North London Cancer Care Network, 2006.

Scott JT, Entwistle VA, Sowden AJ, Watt I. Giving tape recordings or written summaries of consultations to people with cancer: A systematic review. Health Expectations, 2001, 4(3): 162–169.

White P. Copying referral letters to patients: Prepare for change. Patient Education and Counselling, 2004, 54(2): 159–161.

第5章 口头陈述

Katherine Woolf, Jayne Kavanagh 和 Melissa Gardner

章节要点：

- ◆ 列举一些基本的陈述技巧。
- ◆ 提供一些克服陈述紧张感的方法。
- ◆ 就案例陈述提供一些具体的建议。

对医学生和医生来说，口头表达是最为重要的职业技能之一。在医生职业生涯中，你将会有许多机会在不同的场合进行口头陈述。比如大查房时病情陈述这种比较正式的场合，或者与一位友好的年轻医生交流的这种非正式的场合。随着经验越来越丰富，你会开始教授学生，然后是医生和其他医务工作者们。然而对于一些人来说，口头表达可能是令人生畏的事情。研究表明，公共演讲通常是人们最害怕的事（Cunningham 等，2006）。本章将从讲述一些基本的陈述技巧开始，为你提供一些消除陈述焦虑感的策略。最后，你将学习到如何根据病史向你的同事做一个病例陈述（关于病史的记录以及写作已在前两章讲述过）。

基本陈述技巧

你可以在演讲前后及演讲时使用下面这些技巧（这些技巧对确保你可以顺畅、有把握即专业地完成陈述是十分重要的）。看起来似乎要记很多东西，但是熟能生巧，只要勤加练习，演讲这件事将会越来越简单。

陈述前的准备

发表陈述的首要之处就是要确保你的陈述是有条理的，它包括清晰的介绍、主干和结论。要想向你的观众呈现组织严密、结构清晰的信息，你需要下一番工夫来准备。这些努力是值得的，因为严密而富有逻辑的陈述可以帮助你更容易理解和记住你正在讲述的内容，而且这会使你看起来对演讲的内容很有把握。对于你的听众来说，他们也能更好地理解并记住你告诉他们的信息。

就像在论文中表述信息一样，口头表述也需要有一个内容简介。在这个简介中你可以设定一个情境和一个主体，你所提供的大部分信息都将发生在这个情境中或者表达于某个主体上。你还应该给出一个结论，在结论中你要将陈述进行总结并且决定怎样结束陈述。总之，当你在准备陈述时，要确保你的简介中涵盖了这两部分内容。

在发表陈述之前，试着理清你想与听众交流的要点。如果想让听众写下几条他们从你的陈述中学到的知识，你需要确定希望他们能够"带回家"的要点信息是哪几条。一旦确定了要点，接下来你就要试着将它们按照逻辑整理好。通常情况下并没有固定的标准来评判信息组织得是否有逻辑性，但是有些时候对于一些特定的表述，我们会有一些组织信息的传统方式（这将在后面的文章中提到）。当你组织好关键信息后，记下它们前后出现的顺序，这将成为你陈述的主体结构。将这个结构记得烂熟于心，这样你就很难在陈述中遗漏关键信息了。

如果在陈述之前你有机会练习，这将会使你在发表陈述时显得更为自信，同时练习也会帮助你发现并改正你在陈述过程中可能出现的纰漏。但是你有足够的时间去做一次完整练习的情况并不多见。因此，如果你的时间不够，只练习开场白就可以了，因为在一次表述的开始通常是人们最为紧张的时候，练习开场白会使你在陈述的一开始就感觉自信满满。

在陈述中最令人生畏的部分莫过于回答观众提问了。解决这一恐惧的一个方法是提前想好你可能会被问到的问题，并准备好答语。这将会大大提高你回答问题的质量，并且缓解你对回答提问的恐惧感。在一个病例陈述的过程中，你可能被问到疾病的鉴别诊断和诊断时可能进行的检查，所以有必要事前准备好这些问题的答案。特别是在临床病例陈述中，回答疑难问题最重要的一点便是不编造，不猜测答案。坦白地承认你不知道，并且积极设想你将会为解决这一问题做出何种努力是更为安全而且更为专业的回答方法。

陈述过程中

陈述是一种交流方式，在这个过程中与你的听众建立起一种和睦的关系就格外重要。如果可以让听众感到自己是陈述过程中重要的一部分，他们会认为你是一位非常优秀的陈述者，而做到这一点并非难事，你只要向他们微笑就可以了。微笑同时可以让你看起来（也会使自己感觉到）更为放松和自如。眼神交流是与听众建立和睦关系的另一个基本方法，这一方法同样非常有效，因为你可以就听众的反馈做出回应。举例来说，如果人们看上去疑惑不解，那么你就可以稍微放慢语速，或者通过提出问题来确定他们是否明白了你所讲的内容，或者总结一下你已经讲过的内容。如果人们正微笑地看着你，那么快祝贺你自己一下吧！

发表陈述与在舞台上表演有一点比较相似：这两者都是在"表演"。人们普遍会想着倾听并且试图去理解你要讲的内容，所以你要确保你的声音比正常说话时更为响亮、清晰而且缓慢。洪亮、沉稳的嗓音是让你看上去自信从容的另一个制胜法宝。

在听众理解你想告诉他们的关键信息之前，他们需要被引导进入一种正确的倾听模式。如果他们不认识你，你可以通过自我介绍来完成这一引导：告诉他们你的名字和一些你的背景信息，可以包括你在即将讲述的主题中的经历。这些信息可以帮助听众更容易地相信你以及你所讲述的信息。如果听众认识你，并且你感觉没有必要再做自我介绍的话，用一句简洁的话作为引入即可，比如**"下面我将要介绍一位我最近接触的病人"**，或者**"我们来看这样一个案例"**，再或者**"我读了一些关于（演讲的内容）的资料，下面我来给大家讲讲……"**

在你发表陈述之前，你可以告诉听众为什么他们应该听你的陈述：陈述中有什么是与他们相关的；他们将会学到些什么；如果他们不听会损失些什么。你可以试着用这样的句子：**"这个案例十分有趣（或者这是一个十分重要的话题），因为……"** 举个例子，**"20% 的英国人会有这样的情况，因此，对于所有一年级的临床医学生来说，能够判断出这种情况是十分重要的。"**

与其他学习方式相比，陈述展示更有利之处在于它提供了听众与演说者之间互动的机会。理想情况下，这样的互动应该是双向的。也就是说，在你向听众提出问题的同时，你也应该给听众向你提问的机会。这样的互动过程使听众感觉自己参与了这次陈述，消除他们无聊的感觉，让他们觉得你对他们的一些想法感兴趣。除此之外，与听众互动有助于构建你与他们之间的和睦关系，这样你就可以给他们留下好的印象。当然，互动也不是在所有场合都适用，比如当你在向比你年长的会诊医生陈述某个病人的病情时，显然此时提问就显得不合时宜了。然而，如果与听众的互动恰到好处，会使你的演讲产生从无聊到有趣的质的飞跃。

陈述结论是你总结并且再次强调关键信息的最后机会，也是听众在离开或者是你结束演讲之前最后听到并记住的内容。你的总结可以用"总的来说"这个词组来开头，并且应该是简明扼要地回顾你陈述的重点内容。我们总是容易忘记总结，这会使听众不确定他们接下来应该做什么：你的演说结束了吗？我们可以走了吗？或者我们应该做些什么吗？没有总结的陈述会使听众不太满意。相反，一个很好的总结则会使听众产生一种收获知识的满足感。这样的满足感会给他们留下一个印象：你是一个很有条理、对自己所讲内容了然于心的专业人士。

陈述之后

深入理解你的陈述内容是你随后提升陈述质量最好的方法。请你信得过的朋友给你一些建设性的意见（参见本书第 6 章有关给出和接受反馈的讨论）。不要对自己太过严苛，因为随着实践经验的积累，你将会更加得心应手。至于案例陈述，作为一个缺乏临床知识和经验的低年级医学生，鉴别诊断、调查研究和治疗计划对你来说可能比较困难，但随着时间的推移，你的经验和知识储备都将更加丰富。到那时，这些问题对你来说就比较容易了。

如何处理陈述焦虑

在进行陈述之前感到焦虑是人之常情。体内因焦虑而分泌的肾上腺素通常可以使你集中注意力并表现得更好。焦虑者本身的表现最为明显，所以即使你已经感到十分紧张，听众也并不一定会感觉出来。他们并不会注意到你的手心在出汗，你的脸颊正因紧张而通红，你的双腿在打颤，你的声音在颤抖。他们的思维被许许多多其他事情占据了，他们可能全神贯注于你的陈述内容；他们自己感觉冷了，或者热了，又或者累了；回想自己有没有喂过猫；或者考虑在你的陈述结束之后他们有没有时间去吃三明治，等等。他们并不会关心你表现得有多紧张。

如果你确实发现自己开始感到紧张了，那么就将你的注意力转移到听众身上。试着去判断听众对你所讲的内容是不是感兴趣，比如看看听众是在频频点头，还是四处张望，抑或是在窃窃私语。如果他们看上去十分困惑，那么稍稍总结一下最后几个关键信息来帮助他们理解；如果他们看上去很冷，那么让工作人员打开暖风；如果很热，就让大家把窗户打开。这样的举动不仅可以帮助听众感觉更加舒适，也会帮助你分散注意力。当你把注意力转移到听众身上时，就不会过分关注自己的焦虑了。

下面是一些减轻焦虑的技巧。它们可能无法让你完全消除焦虑，但是焦虑本身倒也不是什么坏事，因为一定程度上的焦虑可以使你表现得更好。

解决陈述焦虑感的技巧

- 尽早着手准备你的陈述。
- 在正式陈述展示之前进行练习（要格外注意开场白和结束语，如果有时间的话将它们背下来）。
- 记住：焦虑是正常的，并且适度焦虑可以帮你表现得更好。
- 你表现出来的远没有你感觉到的那么紧张。
- 没有完美的陈述，犯几个错误是正常的。
- 在陈述的过程中，关注于听众的反应而不要过分关注你自己的感觉。
- 确保在陈述结束之后你可以从你信任的人那里得到一些建设性意见。

更多内容请参看 Woolf 和 Kavanagh（2006）关于解决焦虑的章节。

病 例 陈 述

一想到病例陈述，总会让人感到不寒而栗。作为一名医学生，你的临床能力评定部分是依据你进行病例陈述能力的形成性评估和综合性评估。下面是一些关于在查房过程中如何陈述病情的小窍门，当然你也可以把它们应用在其他场合。你还可以参考 McGee 和 Irby（1997）提到的一些日常门诊做病例陈述的建议。

关于病例陈述，有两条必须要记住的准则：第一，陈述时没有绝对正确的陈述方式。接下来我们将会介绍一些病例陈述的一般规则，但是不久之后你将会形成你自己的陈述风格。第二，需要牢记的是，对于现病史的陈述是你病例陈述的关键点。

病例陈述的惯例与病例写作是相似的（参见第 4 章），大体包括如下内容：

◆ 主诉

◆ 现病史

◆ 系统回顾

◆ 既往史

◆ 用药史

◆ 家族史

◆ 社会史

◆ 体格检查

◆ 病情摘要

◆ 鉴别诊断

◆ 继续调查

◆ 最初的治疗计划

主诉

你的开场白就对病人的主诉以及与之相关的背景信息进行了大致的介绍，例如病人的年龄和性别。开场白应该简短，最好一口气就可以说完。一些开场白的样例以及其包含信息都列在表 5.1 中。

表 5.1　病例陈述开场白样例及内容解释	
开场白	解释
"病人是 35 岁的建筑工人，身体一直健康。本周末有酗酒行为并吸食了可卡因，现在感到胸痛……"	病人近期酗酒和吸食可卡因的行为十分重要，因为根据他以往身体健康的情况，推断他的心脏疼痛可能与毒品有关。
"这位年轻的索马里女病人是英语专业的学生。她患有糖尿病，并已怀孕 22 周。她现在有呼吸困难的症状……"	病人的索马里国籍可能与她的呼吸困难症状有联系。她的国籍会使你以及听众考虑并且进一步排除一些疾病带来的影响，比如结核病和艾滋病。
"这位 84 岁的女病人在养老院接受日常照顾，她的一切生活都无法自理。她有心力衰竭、慢性阻塞性肺病和痴呆病史，现在有急性意识混乱……"	病人需要全天候照看以及之前的疾病史在此都是很重要的。因为这些因素将会影响她的治疗和护理方案。

现病史

　　现病史是病例陈述中最长也是最复杂的部分，它详细叙述了各种可能与主诉有关的细节。一项关于医生如何评价医学生病例陈述的研究发现，现病史部分的陈述打分很大程度上影响最后的总评（Elliot 和 Hickam，1997），所以尽可能使你的现病史部分内容翔实、丰富，这样做是很有必要的。按照发生在病人身上的先后顺序来描述现病史，不论病人是否是按这个顺序告诉你的。举例来说，如果某个病人表现出呼吸短促，那么他很可能会说他上周二感觉格外憋气，而不会说这一情况已经持续半年了。当你在陈述这些信息的时候，最好先介绍这样的情况已经持续了 6 个月，然后再说现在的症状，这样的顺序有助于听众理解信息。

　　除了陈述病人表现出来的症状外，你还应该说说那些其他与当前主诉有关的症状。这些症状有的很明显，有的则不明显。比如说，当一个病人咳嗽的时候，你应该关注他是否伴有或者是否曾经出现过气喘和憋气的症状，是否有痰，以及运动耐量等。随着临床经验和知识的积累，你会发现这一问题将会简单得多，并且你将会发现"症状组合"——一些特定的症状通常会组合在一起，暗示某种特定的诊断结果。同样，你还需要谈及与主诉相关的风险因素，尤其要包含那些病人现在还没有显现出来的重要风险因素。如果没有临床经验，做到这一点是很难的，但是一定会有一些你可以明显意识到的风险因素，比如，心脏病的相关风险因素，包括吸烟、高胆固醇和高血压等。

系统回顾

你并不需要把所有的系统回顾都罗列出来，只把那些重要的、有积极意义的信息说出来就可以了。例如，如果病人有咳嗽的症状，而通过系统回顾发现病人的排便习惯改变了，并且有便血的情况，那么你需要提及这一情况。尽管排便习惯的改变与咳嗽并没有直接的联系，但是我们需要解决排便的问题。

其他病史

你需要陈述多少细节取决于你的听众。比如，在一次非正式的查房中，你只需要提及那些较重要的病症即可。然而，当你向一名会诊医生介绍一位新病人的时候，你就需要提供尽可能多的细节。在汇报用药史的时候，很重要的一点就是要提供一个时间框架。例如，如果是一名患有糖尿病的病人，你需要说清楚他何时被第一次确诊。当说到用药史的时候，你不必把每一次的剂量和时间都说到，但是你应该知道这些信息，以免被问到。同样，你也只需要陈述家族史里有意义的发现和重要的不利因素。举例来说，如果病人出现胸痛，那么他的父辈中有人在 50 岁时死于心脏病便是很重要的信息。关于社会史，你可以从他的工作入手：他从事什么样的工作或者为什么他最近不再工作了，他和谁居住在一起，居住条件如何，是否有吸烟史，是否酗酒，是否有吸毒史。这些信息也是十分重要的。

体格检查

汇报一下病人大体的疾病表现即可。比如说，按照从床尾到床头的顺序看看病人是否有面色发黄、身形肥胖或昏迷。陈述那些系统回顾结果中对病情有利和有害的部分。如果你没有让病人做某个检查，但是你认为这个检查有可能与病人的病情有关，那么就直接说你没有做这项检查即可（比如，病人有腹部疼痛，但是你并没有给他进行直肠检查）。

病情摘要

病情摘要即病情总结，与开场白的模式十分相像，但是总结需要包括所有重要的检查结果。需要提及重要的疾病史，比如疼痛，或者最近开始或者结束的药物治疗。一个干净利落的总结会使你看上去十分专业而且知识丰富。事前把总结写出来，这样你可以确保总结囊括了以上所有的信息。并且与开场白一样，如果有机会的话，一定要在事前练习一下。还有一件你需要做的事情就是把病人的问题列成一张清单，你和你的团队可以把它当作你们要做的"任务清单"。这张清单将指导你们接下来逐步解决这些问题。

鉴别诊断、调查研究及治疗计划

当你刚开始做病例陈述，没有足够的临床经验时，这部分对于你来说可能很难。然而，做出鉴别诊断说明你已经开始思考临床问题了。当然，随着你的经验逐渐丰富，你将可以提出更为全面、有效的诊断，更加有序而且适合病人的调查。在你提出一些复杂的步骤之前，最好先说说那些相对简单、伤害性较小的方案。如果病人的病情相对复杂，那么回顾一下问题清单可能会帮助你理清接下来需要进行的调查。可能这些调查已经安排好了或者完成了，一些治疗也已经开始进行了。在这种情况下，你可以在此做陈述总结，这样就可以把这部分信息涵盖在总结里了。

如果病人之前已经住过几次医院，那么你不需要假设病人刚刚被收治入院，在陈述的一开始就说明这一情况。你应该总结一下病人入院时的主诉、现病史、用药史、家族史、社会史和检查结果。与做案例总结相比较，你不如介绍一下病人入院后接受的治疗和效果以及现在的情况。通常情况下，正在住院的病人已经得到了诊断，所以你就没有必要再进行鉴别诊断的陈述了，但是你有可能被问及如果在你接受病人之前他没有接受过任何治疗，那么你会做出怎样的诊断。因此，事先准备一下这个问题还是很有必要的。

总　　结

病例陈述对于每一个专业人士来说都是至关重要的技能。在医学界，这是医务工作者学习以及被评估的重要方式。将本章所介绍的指导方针付诸实践，去准备你的陈述，你会自信地发现你的陈述将会是专业的并且吸引人的。每个人都会在演讲的过程中感到紧张和焦虑，但是你要试着去驾驭它，试着去利用它来使你更关注于你的陈述技巧而不要让焦虑成为你的绊脚石。

（刘　晓　韩明月　王　岳译）

拓展阅读

Woolf K, Kavanagh J. Giving presentations without palpitations. British Medical Journal Careers Focus, 2006, 332, 242–243.

欢迎访问本书的在线资源中心：www.oxfordtextbooks. co.uk/orc/washer。

参考文献

Cunningham V, Lefkoe M, Sechrest L. Eliminating fears: An intervention that permanently eliminates the fear of public speaking. Clinical Psychology and Psychotherapy, 2006, 13(3): 183–193.

Elliot D, Hickam D. How do faculty evaluate students' case presentations? Teaching and Learning in Medicine, 1997, 9(4): 261–263.

McGee S, Irby D. Teaching in the outpatient clinic: Practical tips. Journal of General Internal Medicine, 1997, 12(S2): S34–S40.

Woolf K, Kavanagh J. Giving presentations without palpitations. British Medical Journal Careers Focus, 2006, 332: 242–243.

第6章 与医疗人员及病人的家属交谈

Peter Washer

章节要点：

◆ 讨论多学科专家团队诊疗模式的重要性。

◆ 讨论如何从多学科专家团队成员身上学习。

◆ 讲述给予和接受反馈中的最优实例。

◆ 讨论在与病人的家属交谈时遇到的问题。

临床沟通往往被认为仅仅是医生与病人之间的交流。然而，医生与其他医生或医疗人员，甚至与其他职业如社会服务人员、经理、律师及病人的家属之间的沟通同样重要。在如今的医疗卫生行业中，一个主流趋势就是医疗服务者角色灵活性的增加。在此之前医生的职业壁垒已经坍塌，并且出现了更多的机会培养具有相关技能的人员来弥补短缺，如专科护士、对特定病人特别感兴趣的家庭医生以及新兴职业者（比如并无行医资格的外科护理人员）。他们的数量和类别已经大为增加，并且能够从事一些在以前仅由医生完成的工作（Sanders 和 Harrison，2008）。这些进步再一次强调人们需要有效的团队工作。

本章将讲述学生应该如何利用各式各样的多学科专家团队（multidisciplinary team，MDT）进行学习，并将谈论多学科专家团队的工作以及保证轮班时病人安全的重要性。同事之间给予和接受反馈是医学教育中关键的一部分。本章将为此结合实践给出最合理的建议。本章最后的一部分重点关注与病人的家属交谈时出现的问题，并且将提供一些通过电话与他们交流的常见做法。

从多学科团队身上学习

临床领域中有各种学习机会。但是，如果你不积极参与其中，这些机会是不会自己掉到你头上的。当第一次进入临床这个全新领域时，你应该把自己介绍给在这里工作的各类人，与他们交谈并咨询他们工作的内容。只要你保持彬彬有礼并且不鲁莽，他们在不忙的情况下往往会乐意与你交谈。如果你能帮得上忙，比如跑跑腿或者倒倒咖啡，你就可能会得到额外的印象分。你应直面你的无知，坦诚地承认他们远比你经验丰富，这样往往会取悦他们，并传达出你期望他们和你分享经验的想法。

一个能力颇佳的医院接待员或者管理人员往往最值得你去友善地对待。这样，将来你就能够查询病例记录或者出住院记录。那些做护理工作的人，如实习护士或者助理医生，是你询问某个病人是否吃过早餐或者是否睡眠充足的最佳人选。医院的护士将会被安排去照顾特殊的病人，不妨询问他们病人恢复的状况或者是否适合与他人交流。护士长知道病房里的病人何时会出现一些有趣或者反常的状况。你可以向理疗师、职业治疗师和语言治疗师询问他们的工作事宜。药师懂得大量的药剂知识。

如果病人想要做某种特别的检查，可能会询问你是否能和他们同去。因此，当你到了该科室后，让该科室的放射科技师或医生向你解释一下这个检查。

　　在某一专业领域内，越资深的人员往往会越忙碌。你所在团队中的会诊医生也许就是某科室主任、某教授或某领域内的世界级专家。然而，如果你想让他们教给你一些东西，你必须见缝插针。初级医生往往更平易近人，他们的职业生涯与学生阶段更为接近，所以他们更容易认同你的经历和知识水平。并且他们也是同样优秀的老师。记住，多学科专家团队中的每一位成员都是繁忙的专家，所以务必问出漂亮的问题，以值得他们腾出宝贵的时间。当然，记得说"请"和"谢谢"。

在多学科专家团队中工作

　　作为一名医生，你将作为团队的一员而工作。团队成员间的良好沟通是必要的，原因如下：

- 首先，因为病人需要接触多学科专家团队中的很多成员。从他们的角度来看，和谐的气氛会使他们更安心。

- 其次，团队中缺少沟通被认为是与病人沟通失败的一个潜在原因。比如，在团队内的不同成员向病人传递信息时，可能传达出矛盾的信息（BMA，2004）。再如，英国的一项研究调查了 5 个治疗乳腺癌的多学科专家团队，发现其中的很多专家主要是与病人讨论问题而忽视了与团队中其他成员的交流。这就造成了存在传递给病人不一致信息的风险（Jenkins 等，2001）。

- 最后，与多学科专家团队的其他成员进行有效的沟通还有一个重要的原

播客

一个病人的角度

"为什么你信任他们（多学科专家团队）并且选择了他们赞成的那种治疗方法呢？原因是什么呢？"

"……会诊医生是一个很有知识的人。他对我也没有居高临下的态度，而是把专业信息以我能理解的水准告诉我。这里有高度协调一致的、综合能力很强的乳腺护理护士，并且一开始就有专门的乳腺护理小组。我感觉到作为一个团队，会诊医生和所有员工合作得很融洽。对于我这种特殊情况，会诊医生也提及他会查阅我档案中的信息并且做出分析。他们会对我的选择给出建议，并且我觉得我的具体情况被纳入了一个更为广泛的团队研究中。"

播客：罗辛（Roisin），乳腺癌病人

因。调查表明，在医生感到自己处于一个优秀的团队时，他们身上的压力会大幅度地减小。比如，加拿大的一项在 182 名医生中进行的研究发现，团队成员为彼此提供的支持能够保护他们不会受到工作的负面影响并直接关系到医生的幸福感（Wallace 和 Lemaire，2007）。与此相似的研究显示，其他的医疗服务从业者也能够从多学科专家团队工作中找到满足感和动力。尽管他们的工作还是倾向于受传统职业层级的影响，例如护士的声音往往会被医生的声音掩盖（Lanceley 等，2008）。

轮班

当初级医生长时间工作时，连续地独自照料病人是很常见的。然而，至少是在欧盟范围内，已将一周的工作时间限制在 48 小时内，这样就有效地保证了医生每天在医院工作的时间不超过 13 小时。鉴于总是由护士轮班值夜班，现在至少在医院内，医生也被分配到了轮班值夜班的工作。这表明工作模式正在转变。不同的团队将在一天的不同时间段照顾同一批病人。这反过来要求制订有效的轮班制度来保护病人的安全（BMA，2004 年）。关于轮班的最佳实践经验见下框。

最佳轮班实践经验

- 在晚上交班的队伍应该是多学科专家团队，同时有必要包含一些高级临床医生。
- 轮班应该有一个固定的时间并且保证足够的休息时间。
- 全体职工应该清楚地知道轮班的具体时间，并且医生在休息时应不受传呼机的召唤，除非是立即危及生命的紧急情况。
- 全体员工应协调轮班，以便他们及时加入工作，尤其是在晚班交接班时。
- 在早上以及其他系统换班的时候也应该存在轮班（如某些病房下午 5 点钟的时候）。
- 轮班应该由最资深的临床医生监督。
- 传递信息时应该简洁、切题。理想的情况是得到可以鉴别所有相关病人信息的系统的支持。

轮班的书面或电子文件应该含有：

- 最近的住院病人信息。
- 接手的就诊病人及转诊病人信息。
- 病人的具体位置——床位和排号，应避免混淆。
- 术后状况，这直接影响临床护理，比如使用加强监护病床。
- 将传达给接班医生的信息。
- 需要特殊关注的病人。

除了上面列出的信息以外，口头交接应该指出：

- 病人可能出现的问题，阐明管理方案及保证合适的回顾。
- 未完成的任务及完成它们所需的时间。

BMA（2004）

与媒体交谈

有时你照料的病人具有新闻价值。比如他是一个名人，或者刚从一场灾难，如爆炸或者火车相撞中幸存下来，或者身患类似严重急性呼吸综合征（非典型性肺炎，severe acute respiratory syndrome，SARS）一样的疑难杂症。在这种情况下，记者往往会试图从一些不正当渠道获得信息。所以你应该对病人的个人数据保管得非常小心，以免因疏忽而将其散布出去。比如，如果你在一个艾滋病治疗中心工作，有人给你致电要求与某位病人交谈，你若回答**"我去看看他是否想和你谈话……"**实际上就已经证实了他在这里以及他已经被确诊。你应该记下来电人的姓名、电话号码并且回复他：**"我去病房看看有没有这个人……"**然后询问病人是否认识来电人，是否想要与他交谈。如果不能确定，宁可谨慎地对待。每个医院都应有专门的新闻发布官。他们会建议你如何回复媒体。最好把与媒体的任何来往都交给他们，除非你接受过训练或者你得到了一些具体而又清楚的指导。

给予和接受反馈

作为一名医学生或医生，你需要学会接受和处理反馈。往往你也会被要求给你的同学和其他医生进行反馈，有时也会给你的老师做课程评估。比如，在英国，现在的见习医生需要参与多来源的反馈并接受 8 个评估人的评价。这些反馈和评价包含医学类和非医学类信息。这也是一种与评价多学科工作的表现相关的方法（Carr，2006）。

得到关于你进展的反馈是你接受教育的过程中重要的一部分。有时候学生忽视了格式化的反馈。它们似乎并不重要，通常又不计入学生的期末成绩。然而，有证据证明，格式化的反馈比总结（期末）评估更为重要。因为它往往会在总结性评价之前给你机会去处理反馈，好让你发扬优点并克服缺点。

对沟通技巧的表现做出反馈通常很刻板，有时这被称作"彭德尔顿规则"（Pendleton's rules）（Pendleton，1984）：

关于给予反馈的指导方针

反馈应该：
- 谨慎地给出。给予者和接受者需在一起工作并有着相同的目标。
- 被要求和期待。内容应该尽量接近事实，不应让接受者感到惊讶。
- 由某个直接观察接受者表现的人给出，并且有选择性地指出 1~2 个关键问题，而不是一次指出多个。
- 对行为表现而不是个人性格进行限制。
- 用具体的词语描述行为。比如，指出**"这个鉴别诊断并不包含这个可能……"**而不是**"你这个鉴别诊断不恰当"**。使用留有余地的词语如**"有时"**和**"可能"**，而不是**"一直"**和**"从不"**。但是不要太过谦卑，因为这可能暗示你认为对方无法解决你提出的问题。
- 涉及一些具体而不是抽象的表现。比如，**"你的时间安排太糟糕了！"**
- 做到主观。比如，应说**"当你讨论病人的癌症时，我注意到你看上去有些不舒服"**，而不是**"在讨论病人的癌症时你看起来不舒服"**。仅仅是把你看到的描述出来就能产生更好的效果：**"我看到你的手在抖并且你转移了话题。"**
- 讨论决定和行动，而不是假想的意图或者解释。比如，应说**"这种抗生素不能作用于……"**而不是**"你选择这种抗生素表明你没有考虑到感染的可能"**。要解释他们的行为会造成的后果。
- 通过描述你的情绪反应把反馈和判断分开。比如，不该说**"你这样是失礼的"**，你可以说**"你用了一个可能引起别人反感的词"**，或者**"我不认为这是个好词，因为……"**（Burack 等，1999）

Ende（1983）

◆ 在做完角色扮演之后，学生会被要求评价有哪些出色的表现。

◆ 接着，团队中的其他人会被要求指出一些未提及的优点。

◆ 接下来，老师和扮演病人的学生指出他们认为的优点。

◆ 之后学生会被问及他们在以后可以改进的地方。

◆ 整个团队也要被要求思考，并给出一个能替代原来做法的方式。

◆ 最后，重述优点。

　　学生倾向于努力做出好的表现，而这种反馈模式能带来的一个优点是从最开始就将重心从自我批评上移开并且保证了对做得好的方面给予赞扬，这样能够发扬优势。然而，彭德尔顿规则死板的结构也常受到批判。因为问题出现的时候，规则能够被预见并扼制了人们对问题的自发讨论。尽管我们慎重地使用语言，还是很难避免有人会认为反馈一直是在将优点和缺点进行比较（Carr，2006）。

　　有时，人们对反馈的反应很糟糕，对其抱有敌意，想要维护自我。如果能慎重地给出反馈并使用上文提到的指导方针，就能够最大限度地降低出现这类反应的可能性。金（King，1999）提出了一些策略来应对这些糟糕的反应：

◆ 说出这类抵触："你似乎被这个问题困扰着，能告诉我是为什么吗？"

◆ 中心思想要积极："让我们振作一点，看看能不能解决这个问题。"

◆ 尽量说服他承认自身存在的部分问题："那么你会接受在这种情况下你**发脾气的事实吗？**"

◆ 做出协商："为此我能帮助你，但是首先你应该……"

◆ 给予时间："你需要一点时间来思考吗？"

◆ 探讨争议并试图理解它："能让我了解一下你为什么这样生气吗？"

◆ 将责任确立在担责者身上："你要怎么做来解决这个问题呢？"

与病人的家属交谈

病人的家属有时候会询问医生关于病人的隐私，通常是在未得到病人知晓或同意的情况下要求医生提供信息；或者要求医生向病人隐瞒信息，认为"病人是不能应付这些的"。如在第 8 章描述的那样，文化差异在对家人期望方面的不同也造成一定的影响。比如，日本的一项对 74 所医院的医生的研究发现，虽然在西方国家，对个人自主权的尊重是第一位的，但是在日本，病人和家属的意愿都将被纳入考虑。因此，日本的医生不会在未得到家属同意的情况下通知病人其身患绝症（Akabayashi 等，1999）。

通常，家属会要求学生给他们一些关于病人情况的信息，或是因为他们觉得学生更易接近，或是因为他们已经试过询问医生或护士而没有得到任何想要的信息。如果发生了这样的事，提醒他们你只是一个医学生，你会让某个医生或者护士来与他们沟通。在本书的第 12 章有关于在透露信息时避免给出错误信息的详细建议。

当你成为了一名医生，与病人的家属讨论病人的治疗存在难度。研究表明，病人希望他们的自主权能够在医生与病人的家属交谈时得到尊重。他们想要被告知真相，并且希望医生与家属谈话的时候可以尊重他们的隐私。比如，在英国开展的一项关于 30 名癌症病人的研究发现，他们全都希望医生可以尊重他们自己的意见而不是他们家人的意见，这应该区别对待。所有人都希望他们的近亲是在他们同意的情况下知晓相关信息的。他们认为，如果没有征得他们的同意，他们的家人没有权利知晓关于他们的任何信息。几乎所有的病人都反对他们的家人干预他们对自身病情的知情权，并且反对家人对他们本应该知晓的自身病情信息"做手脚"（Benson & Britten，1996）。普遍来讲，病人应该被告知信息，然后他们再把自己想要告诉给家人的信息告诉给家人。如果病人是清醒的，你应该询问他们是否愿意让医生与他的家人交谈。如果病人失去意识或者行为能力，你需要基于病人的最大利益，考虑如果他们知道，他们的想法是什么，然后再做出专业的判断，决定你该告诉家属多少信息。医生，尤其是初级医生，如果不确定的话应去寻求高年资医生的建议（Medical Protection Society，2008）。

　　尽管病人自己有决定权是否把信息告诉给他们的家人，然而，也有必要承认病人的家属是需要被支持的。考虑到以上的建议，家属应该及时知晓一些消息，如果发生了什么事情，可以被联系到。理想的情况下，他们应该有一个负责病人治疗的重要的医务人员如医生或护士的联系方式，这样就可以直接向他们咨询问题。正如在第4章所述，任何与家属的讨论都应该被记录于病人的注意事项中。这样其他医务人员就可以清楚地知道已经告知过家属的信息了。\

使用电话与病人及其家属交谈

　　医生在很多情况下会使用电话。所以回顾使用电话的优秀经验是很有价值的。以下方法大多用于与病人、家属及其他专业人士的电话联系。使用电话可以帮助病人及其家属节省时间和路费，也特别适用于那些需要照顾孩子或者可能耽误工作时间的人（Toon，2002）。使用电话能减少失约并且提醒病人注射疫苗或者进行其他有益于健康改善的活动。出院后，与病人电话联系可以使病人有机会对他们接受的治疗做出反馈，以及通知病人检查并且核对他们是否理解之前给出的建议。电话联系也有潜在的危险，可能会忽略某些严重的状况（Car 和 Sheikh，2003）。然而，

播客

一位家属的角度

"……几周之内，我们去了两所不同的医院。第一家医院极其忙碌。没人告诉我们发生了什么或者解释他们在做什么。我们在那儿待了几个小时，对他们在做的事情一点都不清楚。基本上我仍然不清楚他究竟是生了什么病。

我们去的第二家医院很不一样，他们没有那么忙。可能我们去的时候并不在忙碌的时段，或者它本身就不是一家繁忙的医院，急诊室也没有那么忙。这家医院并不仓促，每半小时或一个小时都有医生或护士过来告诉我们他们接下来要做什么。这正是我们需要的。然后你会觉得心情变得好多了，压力没那么大了。"

"这样听起来问题的关键不是你一直在等待，因为显然你已经做好了准备。关键是在等待的时候没人会告诉你他们在做什么，这对于你来说恰恰是很重要的。"

"正是这样。在某种意义上，在急诊室或是医院等待都在我们的预料之中。但是没人告诉我们接下来要进行的事情，只是在那儿苦等会让我们更加焦虑。如果有亲人突然被送进了医院并且确实病得很重，我们早就准备好承受这份压力了。我们承担了这么大的压力和刺激，所以我们需要得到反馈，告诉我们一切顺利，让我们安心。"

播客：Alice，丈夫的护理者

在一些特定的情况下这也可能提高预后效果。比如，一个就"使用电话而不是面对面的方式来询问哮喘病人情况的效率"的调查表明，电话访谈没有危害到病人的健康或者降低他们的满意度，反而就时间来讲更有效。同时，更多的病人能够接受到电话访谈（Pinnock等，2003）。

关于接听咨询电话的建议方法：

◆ 快速地接听电话。

◆ 说出你的名字。

◆ 记下来电者的名字和电话号码（以免团队中的其他人需要向其回电话或者电话中断）。

◆ 直接与有问题的人交谈。

◆ 记录来电日期和时间。

◆ 记下来电人的详细资料。

◆ 获取详略得当、结构合理的病史并记录下来，就跟你在面对面咨询时所做得那样。

◆ 对治疗提出建议并且再一次记录提出的建议。

◆ 对后续以及什么时候联系医生提出建议（比如，如果出现症状恶化，或者虽然经过治疗仍然没有改善，或者又出现新的症状）。

◆ 总结谈论的要点。

◆ 要求来电者重复给出的建议。

◆ 询问来电者还有没有未解决的问题或者关心的事情。

◆ 让来电者先挂电话。

Car 和 Sheikh（2003）

　　最后，有时需要在医院给家属打电话，通知他们病人去世。初级医生做这种事情是很常见的，尤其是在晚上。过去，惯例是告诉家属病人的情况恶化，当他们抵达医院时再告知他们病人去世。然而，如果他们之后发现在他们接到电话时病人实际上已经去世，他们通常会暴跳如雷，并失去对医生的信任。

如果你必须用电话通知家属病人去世：

- 确保你核对了正与你交谈的人是谁。
- 仔细地介绍你自己，并说明你是否与他们或家庭的其他成员见过面。
- 讲话清晰，语速要慢。给他们适应的时间，尤其是在午夜时。
- 做出预先提醒。比如，关于他们的亲人，你有一个糟糕的消息要告诉他们，并且你更想当面告知。
- 告诉他们："我很抱歉，但是病人已经去世了。"使用"去世"而不是"寿终""西去"或"我们失去他们了"等这些在家属激动时可能会引起误会的词。
- 询问他们与谁在一起。如果可以，请其他人给予他们支持。
- 留给他们你的联系方式或者是团队中参与治疗的人的联系方式。
- 建议家属联系他们的全科医生并且保证全科医生已得知病人的死讯。
- 如果他们打算来医院，告诉他们安全到达医院的方式和路线（询问是否有人开车送他们）以及确保当他们抵达的时候有人去迎接他们并带他们到亡故的人这里。
- 如果他们不打算来医院，保证他们知道接下来的环节以及如何联系丧亲服务机构。

改编自北伦敦癌症网（2006）

总　　结

医学生不仅需要学会与病人交谈，还要学会与各种各样的人交谈。作为一名医生，你需要与各样的专家及外行进行有效的沟通。记住，其他专业人员拥有你没有的专业知识，并且你应该向他们学习。当与病人的亲属交谈时，仅告诉他们病人同意你告诉他们的信息。和家属串通对病人隐瞒信息是不可行的，应该避免这样的事情。

（颜志颖　王　岳　译）

拓展阅读

欢迎访问本书的在线资源中心：www.oxfordtextbooks. co.uk/orc/washer。

参考文献

Akabayashi A, Kai I, Takemura H, Okazaki, H. Truth telling in the case of a pessimistic diagnosis in Japan. The Lancet, 1999, 354(9186): 1263.

Benson J, Britten N. Respecting the autonomy of cancer patients when talking with their families: Qualitative analysis of semi-structured interviews with patients. British Medical Journal, 1996, 313(7059): 729–731.

BMA Board of Medical Education. Communication skills education for doctors: An update. London: British Medical Association, 2004.

British Medical Association. Safe handover, safe patients. Guidance on clinical handover for cinicians and managers. London: British Medical Association, 2004.

Burack JH, Irby DM, Carline JD, Root RK, Larson EB. Teaching compassion and respect: Attending physicians' responses to problematic behaviors. Journal of General Internal Medicine, 1999, 14(1): 49–55.

Car J, Sheikh A. Telephone consultations. British Medical Journal, 2003, 326(7396): 966–969.

Carr S. The Foundation programme assessment tools: An opportunity to enhance feedback to trainees? Postgraduate Medical Journal, 2006, 82(576): 579.

Ende J. Feedback in clinical medical education. Journal of the American Medical Association, 1983, 250(6): 777–781.

Jenkins V, Fallowfield L, Poole K. Are members of multidisciplinary teams in breast cancer aware of each other's informational roles? Quality in Health Care, 2001, 10(2): 70–75.

King J. Giving feedback. British Medical Journal, 1999, 318(7200): S2.

Lanceley A, Savage J, Menon U, Jacobs I. Influences on multidisciplinary team decision-making. International Journal of Gynaecological Cancer, 2008, 18: 215–222.

Medical Protection Society. MPS Guide to Medical Records. London: Medical

Protection Society, 2008.

North London Cancer Network. Communicating significant news. London: North London Cancer Care Network, 2006.

Pendleton D, Schofield T, Tate P, Havelock P. The consultation: An approach to learning and teaching. Oxford: Oxford University Press, 1984.

Pinnock H, Bawden R, Proctor S, Wolfe S, Scullion J, Price D, Sheikh A. Accessibility. acceptability, and effectiveness in primary care of routine telephone review of asthma: Pragmatic, randomised controlled trial. British Medical Journal, 2003, 326(7387): 477–479.

Sanders T, Harrison S. Professional legitimacy claims in the multidisciplinary workplace: The case of heart failure care. Sociology of Health and Illness, 2008, 30(2): 289–308.

Toon PD. Using telephones in primary care. British Medical Journal, 2002, 324(7348):1230–1231.

Wallace J, Lemaire J. On physician well being — You'll get by with a little help from your friends. Social Science & Medicine, 2007, 64: 2565–2577.

第7章 与残疾人交谈

Peter Washer

章节要点：

◆ 讨论社会公众对"残疾"态度的改变。

◆ 介绍有助于你与语言障碍者交谈的策略。

◆ 介绍与不同类型感官残疾者的交流方法。

◆ 研究与严重学习障碍者沟通的问题，并评估其需求。

在过去的 30 年里，最积极的社会变化之一便是人们从根本上反思了社会对待"残疾人"的态度。从 20 世纪 70 年代起，世界各地的残疾人就呼吁效仿一些国家处理种族歧视和宗教歧视的做法，通过立法来保护他们免受歧视。在许多国家，这一呼吁已经促成了禁止歧视残疾人的立法，如美国 [1990 年，《美国残疾人法》（ The Americans with Disabities Act ）]、澳大利亚 [1992 年，《残疾歧视法》（ The Disability Discrimination Act ）]、英国 [1995 和 2005 年，《残疾歧视法 》（ The Disability Discrimination Act ）] 等。此外，欧洲人权组织（ Europe Human Rights ）的立法也很重要。这类立法要求所有的公共机构，如医疗服务机构和教育机构，确保残疾人享有平等的服务，使他们有机会参与到社会生活和工作中。其目的是大力推动残疾人的平等权，促进其积极生活，消除残疾人低人一等的错误观念以及由此引起的对残疾人的歧视、欺压或虐待等行为（Miller 等，2004）。

　　尽管社会公众普遍认为残疾人等同于行动障碍者，但事实上仅有约 4% 的残疾人使用轮椅。在医学生涯中，你会遇到许多不同类型的残疾，而其中有些会影响人们交流和沟通的能力。在着眼于对某些残疾需要特殊的沟通之前，我们有必要先了解一些关于语言和态度变化的背景知识。

残疾（disability）的不同模式

　　医学模式的残疾观认为，医生的角色在于治疗病人，或者帮助护理人员解决病人的问题，以便使病人尽可能地融入社会正常生活。相反，社会模式的残疾观认为，残疾本身并不是障碍，公众对残疾的态度才是给残疾人的生活带来不必要困难的真正原因。残疾人士主张残疾观应超越医学模式，向社会模式转变。残疾的反义词并不是健康（able-bodied），而是健全（non-disabled 或 enabled）。

　　如今看来，以往医生和外行人形容残疾人时，所使用的词汇是如此的麻木不仁、令人震惊——"跛子""麻痹""白痴""傻瓜""弱智和残废"等，这些曾经都是中性的医学词汇，如今却因为带有歧视、轻蔑的意味而被弃用，取而代之的是残疾人选择的描述他们自己的词汇。对于用什么样的语言描述自己，每个残疾人都有不同的观点。当你不确定该用什么时，最重要的是去询问其本人，并做好被纠正的准备。

　　一些损伤导致的残疾并不会引起特别的沟通困难。由于我们想要把引起行动障碍的损伤与引起语言障碍、感觉或智力的损伤区分开来，所以本章接下来的内容将着重讨论能够引起沟通困难的损伤，即语言、听力、视力以及严重的学习障碍。本章结尾将会重新讨论在面对残疾病人时医生的角色与作用。

与语言障碍者交谈

医学生或低年资医生遇到的语言障碍者大部分是由老年人常见病引起的，如帕金森病和脑血管意外等。然而，年轻人也可能因为头部外伤，或者神经疾病如脑肿瘤和感染等引起语言障碍。此外，多发性硬化或运动神经元病也会导致渐进性说话含糊不清，这被称为构音困难。喉癌病人不得不采用喉切除术进行治疗，结果导致他们完全失声。但要注意的是，有些人（例如大脑性麻痹病人）可能无法控制或协调说话时所需的肌肉活动，但他们并没有任何学习障碍。

突然失去语言能力会格外令人感到震惊和恐惧，尤其是无法理解他人的意思或提问时。在人们为失去自我而黯然神伤的同时，又不得不学会新的交流方式，如打手势、写交流板或借助于机械装置。声音是自我认同的一部分，没有了它，我们会感到低人一等、羞耻屈辱或孤独绝望（Dalton，1994）。

语言障碍症（有时又称失语症）这一涵盖性术语是指理解能力、语言和书面表达能力出现问题的疾病。语言障碍症与许多常见病有关，如脑卒中、脑肿瘤和头部损伤。语言障碍症者几乎没有理解能力，他们只能处理一些简单的语言。尽管语言障碍症并不影响推理能力，但病人却无法选择合适的词汇和架构句子并将一系列想法表达出来。

与语言障碍症者沟通的策略

美国国家失聪及其他沟通障碍研究所（National Institute on Deafness and Other Communication Disorders，1997）提供了以下与语言障碍症者沟通的策略：

◆ 试着从病人和其身边的人学会他们使用的沟通策略。

◆ 做好花费长时间沟通的准备，不要过于心急。

◆ 讲话要慢但不要失真。

◆ 使用简明的英语沟通，避免使用术语（适用于所有的病人）。

◆ 每次交流只涉及一个话题。

◆ 使用简短句沟通，避免使用长句或从句，以防出现理解偏差。

◆ 使用封闭式问题以确认你们彼此理解对方。

◆ 双方都要清楚非语言交流方式的重要性，尤其是手势、指向和眼神交流。

◆ 采用图表、图画和书写等辅助交流形式，如果病人有此能力，应鼓励他们也这样做。

与感官缺损者交谈

与失聪或重听者交流

"失聪"是一个描述各种程度听力损耗的通用术语。当英语单词中表示"失聪"的单词——"Deaf"首字母大写时，通常指失聪群体中的成员。他们将自己看作是文化和语言上的少数群体。失聪群体并不把失聪当作一种残疾，因此，他们不满意"听力障碍"这个词。"重听"是指人有某种程度的听力损耗，这既可能是先天因素，也可能是后天因素造成的。

"弱听"是指某种程度的听觉减弱，或轻微或严重。其他一些词汇，如"聋哑"，现在被视为无礼而不被接受（Hearing Concern，2006a）。

　　失聪者自有一套交流方法。失聪郡体把手语作为首选语言。手语有自己的语法，而且因地而异。因此，尽管北美人与英国人可相互理解彼此的英语口语，但却无法明白对方的手语。与所有语言一样，手语也需要花时间来学习。所以，合格的手语翻译必须能与失聪人士进行有效的沟通交流（想了解更多关于如何与翻译共事的信息，请阅读第 8 章）。有些重听者喜欢通过言语交流，他们可能会依靠助听器和读唇术来帮助理解。当你与失聪者或重听者交流时，你最好先搞清楚他们更喜欢哪种交流方式。如果他们使用助听器，请确保它是开机状态，并且能正常工作。

有助于与失聪或重听者交流的建议

以下建议有若干来源（Byron 等，2006; Hearing Concern，2006b; RNID，2006; Sense，2003，2006）

交谈环境

- 尽量减少背景噪声。
- 确保房间光线充足，你的脸庞明晰可见。确保你正对直射光（病人背对之）。
- 避免阳光或灯光过亮而耀眼，使病人无法读唇。
- 确定合适的位置和距离，以使病人尽可能清楚地听到和看到你。如果病人需要读唇，则通常的距离为 3~6 英尺（1 英尺≈0.3 米）。如果病人一侧听力较好，你应向该侧靠近。

自我介绍

- 说话前，确保你已引起病人的注意。轻触其臂、摆手或其他视觉信号都有助于介绍自己。
- 询问病人目前的说话音量及节奏是否合适。
- 谈话背景对于协助理解十分重要。所以要先说明谈话的主题，而且当你改变主题时，要及时提醒。

谈话过程

◆ 说话时要直视病人（即使有手语翻译在场）。
◆ 保持眼神交流，头要相对静止。
◆ 手应远离脸和嘴。
◆ 清晰地用正常的节奏讲话，但若平时说话较快，可稍稍放缓。
◆ 保持唇形清楚，但勿夸张或过分强调。
◆ 如有必要，说话可大声些，但切忌呼喊，因为这样会扭曲唇形（而且也很不礼貌）。
◆ 使用肢体语言、手势及面部表情协助语言交流。
◆ 要允许时间超出，并保持耐心。与失聪或重听者的交流对彼此来说都很困难。若病人疲劳，请及时停止交流。

若病人未理解你的意思

◆ 请注意，如果病人在微笑或点头，并不意味着他理解你的意思。
◆ 同样，你也不应在未理解对方意思的情况下假装明白，要进一步讲明并确认。
◆ 如果病人最初未理解，你可以重复关键词汇。如果依然无效，你应更换词汇，重新架构句子，因为某些单词更有利于读唇。
◆ 写关键词或画表格也是一个阐明意思的好方法。

与失明或弱视者交谈

首先，你要清楚，对失明者来说，他们无法注意到非语言交流的任何微妙之处。你必须用语言表达一切，将一切大声地描述出来。而且，当你进入房间时，需要使其知晓，并从其前方接近。此外，还要将你和在场的所有人介绍给病人。同样，当你离开时，也需要使其知晓。否则，病人可能会与空房间继续交谈。当你引导失明或弱视者时，需要问明其需要何种帮助。若其需要带路，你可将肘部伸出，轻轻地把他们的手放在你的肘上。粗暴地抓着病人是不可取的。记得要描述每一处障碍，如正在接近的阶梯。对尚有残余视力的病人，要保证房间光照充足。如果失明者有导盲犬，要确保此犬可以履行职能，提供帮助。另外，抚摸导盲犬会使其注意力分散，所以在抚摸前应先征求主人的意见。

与盲聋人交谈

盲聋人是指既有视力障碍又有听力障碍的病人。这两种障碍又相互加强了彼此的影响。因此，应避免与其像一个听力正常的盲人或视力正常的失聪者一样交流（Hicks，2006）。盲聋这种残疾相对少见，但在听力学或视力学情境下较多。由于缺乏经验、知识和技巧，一些医疗专家与盲聋人的交流经常会使其感到害怕而退缩。这通常会使得盲聋人感到孤立，增强了他们的孤独感（英国 Sense 和 Deafblind，2001）。

盲聋人有各种不同的交流方式，但是其中大多仍是利用语言，只是他们的语言相对于常人来说更慢，也更清楚。许多盲聋人使用盲聋人手语字母表交流。这是一种一个手势对应一个字母的字母表。除了少数几个字母外，它几乎与失聪者字母表一样。若病人要用盲聋人手语字母表交流，则需要找一个合适的翻译并为双方都采用。另一种与盲聋人交流的方式是使用积木字母表，这是一种在其手上拼出字母的方法。

有助于与盲聋人交流的建议

上文所述的与视力或听力障碍病人交流时的建议大多对盲聋人仍然适用。除此之外，以下方法也适用：

◆ 试着叫病人的名字，他们也许能听到话语和声音。

◆ 写便条：

　—用黑色签字笔写在白纸上。

　—询问病人纸张的大小。

　—在行与行之间及单词结尾处留出足够的空间。

　—字迹整洁，标点齐全。

—— 保持句子简短。

◆ 使用积木字母表这一手动交流形式，在盲聋人手掌上"拼"出单词。

—— 用手指在病人手掌上画出每个字母，需用大写印刷体。

—— 整个手掌每次只写一个字母。

—— 字母要大而且清楚。

—— 依次把字母写在上一个字母上。

—— 在每个单词结尾处稍稍停顿一下（Hicks，2006）。

◆ 使用文本电话。

—— 盲聋人可使用多种技术打字，然后由操作员读出相应的信息。你
通过正常方式回复（说得稍慢些），使操作员有时间将你所说的
话变为可为盲聋人识别的文字。。

SENSE 慈善网站有更多的关于如何与盲聋人交流的信息，包括盲聋
人字母图表。其链接可在本书后的在线资源中心找到。

与学习障碍者交流

学习障碍指多种类型的智力缺陷疾病。在学习障碍者中，一个极端
是他们与一般病人一样，并没有特殊的沟通需要。与轻微学习障碍者的
交流同与其他病人交流时一样，你需要牢记（Byron 等，2006）：

◆ 将要表达的信息分成几部分以便处理。

◆ 要求病人复述，以确保其正确理解。

◆ 避免使用医学术语。

◆ 禁止护理人员代其回答问题，除非病人要求帮助。

◆ 在采取行动前，需要简单明了地解释清楚可能产生的后果。

学习障碍者的另一极端是深度多重学习障碍（profound and multiple
learning disabilities，PMLD）病人。尽管不太严重的学习障碍者可以在短
句、图片和技术等手段的帮助下与人交流，深度多重学习障碍病人却几

乎无法表达和理解语言。此外，他们还可能存在身体和感官残疾，并且智力及社交能力严重受损，并患有相关疾病，需要长期的支持和监护。因此，深度多重学习障碍病人无法使用正常的交流方式，如说、写、比划手势或使用符号等。他们可能会通过自身独特的身体、面部表情、声音、反射性反应、动作、眼睛注视和指点等方式交流。所有这些都可能很难为人理解。

深度多重学习障碍病人会用语言或非语言的方式尝试控制自己的生活。他们拒绝护理人员提议的活动：慢慢远离，转过头去，面墙而立，被鼓励靠近目标时站定不动，发出尖叫或类似"内"的声音（Finlay 等，2008）。有的行为被称作"挑战性行为"，比如**"病人会故意吐出食物"**（Thurman 等，2005）。研究表明，医院中高达 45% 的智力缺损者以及社会上高达 20% 的智力缺损者通过使用抗精神病药物来缓解这种行为（Regnard 等，2007）。

在与深度多重学习障碍病人见面前，首先应该与他们生活中最重要的人交谈。因为这些人是你了解与病人交流方式信息的源泉，如他们的家人、每天接触的人，以及他们的老师、陪护和语言训练师。在深度多重学习障碍病人面前，与他们最重要的人交谈时，一定要将病人也引入到谈话中。你可以询问他们的视力和听力如何，移动范围有多大，能否定向地移动身体或指向物体？他们如何表达疼痛和苦恼？你还可以询问他们的健康水平，以及健康是如何影响其反应一致性的（Porter 等，2001）。

向对病人最重要的人的提问

◆ 你是怎样与其交谈的？
◆ 在不同情境下，他们是怎样理解事物的？
◆ 你在与其交谈过程中有何困难？
◆ 你是如何帮助其交流的？
◆ 你如何确信你明白了他们的意思？

（Porter 等，2001）

判断一个深度多重学习障碍病人是否疼痛，或者是否因其他事情而苦恼是特别困难的。因为苦恼导致的活动增加可能被误认为是挑战性行为，或者是病人正经受疼痛。若苦恼被误诊为疼痛，那么止痛方法带来的镇静作用会强化这种误解，即病人最初就处于疼痛中。对于无法用语言交流的人，可通过观察他们的行为姿势变化，或者更常见的，通过观察他们的面部表情、皮肤的自主变化，如皮肤发红或出汗，来确定他们的苦恼。苦恼常常引起新的行为，或非正常行为。此时，同样应该询问对其最重要人的意见（Regnard 等, 2007）。

智力障碍者疼痛或苦恼时的迹象及行为

本方法适用于深度多重学习障碍病人、痴呆晚期病人及其他重症病人等：
- 面部表情缺乏满足感。
- 停止服药，拒绝进食，举止、习惯发生变化。
- 好斗，易激动，身体活动增加。
- 呻吟，叹息，呼吸作响。
- 畏缩，愁眉苦脸，哭泣，声音发生变化。
- 远离他人，身体僵硬，头颈上扬，双臂交叉。
- 烦躁，坐立不安，絮絮叨叨。
- 肤色发生变化，出汗，血压升高，脉搏加快。

Regnard 等, 2007

总　　结

医学生和医生将面临许多残疾人。其中，许多残疾引起交流上的困难，而另一些残疾影响生活中的其他方面。医生帮助残疾人的作用并不体现在提供治疗上，因为这些残疾无法痊愈。医生的作用和法律义务是提供给残疾人与其他病人平等的医疗保健，并禁止与残疾相关的想象和偏见影响残疾人的生活。医生应诊断残疾的并发症，探明导致残疾的病因，以帮助治疗残疾人的症状，如疼痛。医生还应对最新的医疗进步发表专业意见，并将残疾人介绍给其他可提供帮助的专家和组织（The Disability Partnership，2000）。请牢记，真正的专家正是残疾人自己。

（沈　莹　王　岳　译）

拓展阅读

A.Kvalsvig 是一名聋哑人医生，他对残疾的看法很有意思，发人深思。Kvalsvig A. Ask the elephant. The Lancet，2003，362 (9401): 2079–2080.

各个慈善网站是关于残疾即时信息的最好来源，本章内容便颇受其恩惠。在本书的在线资源中心有许多此类网站的链接。

欢迎访问本书的在线资源中心：www.oxfordtextbooks. co.uk/orc/washer。

参考文献

Byron M, Howell C, Bradley P, Bheenuck S, Wickham C, Curran T. Different differences: Disability equality teaching in healthcare education. Bristol: University of Bristol, University of the West of England, and Peninsula Medical School, 2006.

Dalton P. Counselling people with communication problems. London: Sage Publications, 1994.

Finlay W, Antaki C, Walton C. Saying no to the staff: An analysis of refusals in a home for people with severe communication difficulties. Sociology of Health and Illness, 2008, 30(1): 55–75.

Hearing Concern. Deaf Awareness — Terminology. London: Hearing Concern.

Hearing Concern. Top ten communication tips to remember when youtalk to People

Who are Hard of Hearing. London: Hearing Concern.

Hicks G. Making Contact — A good practice guide: How to involve and communicate with a deafblind person. London: Sense, 2006.

Miller P, Parker S, Gillinson S. Disablism: How to tackle the last prejudice. London: Demos, 2004.

National Institute on Deafness and Other Communication Disorders. Aphasia. Bethesda, MD, USA: National Institute on Deafness and Other Communication Disorders, 1997.

Porter J, Ouvry C, Morgan M, Downs C. Interpreting the communication of people with profound and multiple learning difficulties. British Journal of Learning Disabilities, 2001, 29: 12–16.

Regnard C, Reynolds J, Watson B, Matthews D, Gibson L, Clarke C. Understanding distress in people with severe communication difficulties: Developing and assessing the Disability distress Assessment tool (DisDAT). Journal of Intellectual Disability Research, 2007, 51(4): 277–292.

RNID. Communication tips for hearing people. London: Royal National Institute of the Deaf, 2006.

Sense. How do people who are deafblind communicate? London: Sense, 2003.

Sense. Communicating with your deafblind patients. London: Sense, 2006.

Sense and Deafblind UK. Who Cares? Access to healthcare for deafblind people. London: Sense and Deafblind UK, 2001.

The Disability Partnership. One in four of us: the experience of disability. London: The Disability Partnership, 2000.

Thurman S, Jones J, Tarleton B. Without words — meaningful information for people with high individual communication needs. British Journal of Learning Disabilities, 2005, 33:83–89.

第8章　与具有其他文化背景的人交谈

Peter Washer

章节要点：

◆ 帮助你反思自身的文化背景。

◆ 仔细审视文化对临床交流的影响。

◆ 讨论应对偏见和种族主义的方法。

◆ 说明如何能更好地与英语不好的病人及其家属交谈或者与翻译共事。

　　文化是指一个特定人群的风气和习俗。当人们谈及它时，往往只会联想到黑人和少数民族。然而，文化不是其他民族所特有的。不管我们对自身文化是否认同，我们都是某种独特文化的产物。人们很容易忽视自身文化的影响，以为自身文化的价值观和世界观是普遍、自然、理所当然的。相比之下，异种文化的价值观、世界观则怪诞、不堪且异乎寻常。

　　米纳尔（1956）在《美国人类学家》（*American Anthropologist*）杂志上发表的文章为我们描述了一个叫作 "Nacirema" 的部族。它紧挨着加拿大的克里族，左邻墨西哥的雅基族和塔拉胡马拉族，右接安的列斯群岛的加勒比族和阿拉瓦克族。

Nacirema 部族的身体仪式

在 Nacirama 的信仰体系中，人们认为身体是丑陋的，人容易变得脆弱，疾病缠身。要想改变这些性质，唯一可行的方法是利用一些仪式和典礼，再加上符咒和灵药的使用。这些措施需要由一些专门的医生来实施。其中，最具权威的要数药剂师了。他们助人脱疾，也收取物质报酬。每一个部落中的药剂师都拥有富丽堂皇的庙宇——latipso。这些庙宇在重症病人需要复杂治疗仪式时使用，比如对病人施行针刺时。治疗过程中，一群圣洁的少女头顶特殊饰品，身披稀奇服饰，轻移莲步，在庙宇中徘徊。虽然这些仪式极其粗糙，也没有什么治疗效果，却丝毫不影响人们对药剂师的崇拜。

米纳尔（1956）

一些读者可能早已发现，米纳尔看似在描述，实则嘲讽：nacirema 是倒过来拼的"american"（美洲的），latipso 也是倒过来拼的"hospital"（"医院"，少了个"h"）。这样一个精心的玩笑提醒着我们：其他的风俗习惯和文化信仰在我们看来可能会多么怪异和难以理解啊！

你自己的文化背景

如果有人问你："你的文化背景是什么？"你脑海中首先浮现的是什么呢？在你们的主流文化中，你们看重的是什么？是提倡独立自主、自力更生，还是重视家庭裙带、血缘传统？是推崇青春至上，还是尊敬老者、尊重权威？是思考未来，推崇自由竞争，还是缅怀过去、不忘历史？是信奉宗教、相信灵魂，还是更倾向于唯物主义和个人主义？你们都过什么节？有什么饮食？饮食无疑是一种体现文化独特性很好的例子。比如，各民族的酒文化就大相径庭、迥然不同。

通常，当人们谈及"我的文化"时，他们一般指的是宗教背景或民族背景，偶尔也可能涉及社会阶层或国籍这些他们认为很重要的东西。在这个各种文化交织的社会里，人们受到不同文化的熏陶，在社会主流文化与家族传统文化之间摇摆。然而，如果置身于某个文化群体，你会发现社会上各种各样的家族与个人差别迥异，就好像处于不同的文化之间一样。比如说，即使是同一个种族的人，也会因为财富水平、受教育程度及宗教信仰而不尽相同。

尽管"种族"（race）一词时常用作"民族"（ethnicity）的同义词，但人们开始质疑"不同种族"之间的"种族差异"是由生物性因素决定的这种旧观念。全人类就是一个物种，不同的只是文化。区分不同的社会群体，不应该仅仅关注他们生理特征的不同，更应该关注他们文化的不同。比如，"英国黑人""美国黑人"或"亚裔英国人"等。

医学院的文化意识教育仅仅对特定文化群体的发病率进行肤浅的罗列，或对不同的文化信仰或行为进行描绘，这一点也饱受诟病（Kai 等，2006b）。这种方式很容易加深我们的刻板印象，也无法使我们了解今后我们可能遇到的不同文化。我们真正需要学习的是怎样问合适的问题，以搜集关于病人的文化信息；如何拥有"文化意识"——从他人的文化背景中去看待他们，并注意其他影响他们健康的因素，如社会经济方面和社会不平等方面的因素。

尽管大多数针对跨文化交流的研究都按照种族来定义文化，但有研究证实因阶级不同而产生的交流障碍也应受到重视。美国一项研究对 336 位病人所接受的会诊进行了考察，他们发现，相对于下层中产阶级和工人阶级的病人，医生对上层中产阶级的病人会投入更多时间，会更加耐心地为他们解答疑惑（Waitzkin，1985）。这种现象似乎在阶级意识越强的社会（比如英国）中就越明显。但无论是在哪个国家，由于社会阶级的不同，医生与病人之间总是会存在交流障碍。不管你进入医学院时是什么阶级，在离开之前，你都会得到更好的教育、更好的待遇和更好的社会地位，因此，你会比你大多数病人有优势。这种跨文化的交流比不同民族之间的交流更容易被忽视，但同样是沟通和理解的障碍。

另一方面，虽然民族习俗和传统源远流长、亘古不变，但文化却是日新月异、不断衍变的。这些改变由政治和大众传媒这些强有力的社会机器驱动，并不断受其影响。

文化对临床交流的影响

为何对医学生来说文化的影响如此重要？首先，随着全球化趋势不断蔓延，加上历史上的大迁徙，医生无论走到哪儿，都要面对各种各样的病人——不同民族、国家、宗教的病人；即使病人来自同一群体，他们的社会阶层、性别和年龄等也可能不同。某些差异显而易见，有些则难以辨别。

其次，医生学会与不同文化的病人沟通尤为重要。有研究显示，医生往往在这方面表现得很糟糕。比如，一份关于跨文化交流的文献综述发现，医生很难理解黑人和少数民族病人；对他们不够友好、不够关心，与其缺乏沟通，关系不够融洽，容易忽视其意见（Schouten 和 Meeuwesen，2006）。无独有偶，美国的一项研究发现，种族对医患关系的好坏有着实质性的影响。那些黑人和少数民族病人，尤其是英语不够流利的病人，难以得到医生感情上的回应，无法获得足够的信息，也不被医生支持去参与医疗决策（Ferguson 和 Candib，2002）。

　　文化能从方方面面影响医生与病人的沟通。医生与病人的世界观可能不同，对医患关系的期待也不同。本章接下来的内容将针对这些方面展开，分析文化的影响。

非西方医学

　　就像饮食带有文化特征一样，西医本身就是西方文化的产物，有自己的语言，与特定的权力地位相连（Surbone，2008）。西医对于健康的认识源于其文化，认为疾病（disease）必须由医生所诊断，而病痛（illness）只是病人身体上的表现。西方生物医学模式认为，病人的症状一定是由某种潜在的疾病引起的，否则那些症状便不是"真实的"。关于这个问题，在本书第 12 章有详细叙述。

　　然而，一些文化可能从宗教或灵魂方面来解释疾病。比如，有人认为患病之人是恶有恶报。有时，病人可能将病症归咎于"恶灵之眼"或宿命、上帝之意。他们因为害怕被笑话，可能不把这些想法告诉医生，结果导致他们没能严格遵循医嘱（Hudelson，2005）。如果你觉得这一切非常怪异和愚昧，就请你想想：即使是在西方，很多人都认为癌症是因为有某种未解的心理问题在作祟，诸如"像癌症般侵蚀你"的表达就是最好的证明，并折磨着那些性压抑、性冷淡或无法表露喜怒之情的人。另外，西方还普遍存在一种看法，认为艾滋病是对同性恋和滥交行为的报复（普通民众的看法）或上帝的惩罚（宗教的看法）。关于这个问题，更多内容请参见苏珊·桑塔格（Susan Sontag）的著名文章《疾病的隐喻》（*Illness as Metaphor*）和《艾滋病及其隐喻》（*AIDS and its Metaphors*）（Sontag，1978，1989）。

　　一些文化有着古老悠久的医药系统，与讲求科学实验和理性唯物主义的西医截然不同：比如，在中医和印度草医中有血热、血寒、血虚、血旺和血瘀之说，而相应的治疗方法是通过吃一些特定的食物来保持气血正常，等等。如果西医医生提供的治疗和建议与这些观念相悖，病人很可能不会遵循医嘱。比如，对中国病人和越南籍美国病人的调查发现，他们在去看西医之前常会寻求中医的帮助。他们也想与西医医生交流自己的观念和做法，却常因遭到白眼而犹豫不决。中医的治疗，如压印之法（在脊椎和胸骨上抹上油，再压上硬币，以此祛风寒）或拔火罐（将罐子加热，放在皮肤上，以此吸走体内寒气），留下的痕迹会被西医误解为血液病或被虐待的迹象（Ngo-Metzger 等，2003）。

与不同文化的病人沟通的最好方法

- 要谨慎地探索文化问题和文化行为，但也不要拐弯抹角，在恰当的时候询问文化问题，不要有顾虑。
- 承认文化问题的重要性并且尊重其他人的信仰。
- 要向病人解释自己为什么要问文化的问题，也就是说要保证病人明白你的问题与他们的治疗是有关的。
- 要对以下方面的文化差异很敏感。
  - 非语言的沟通方面，如是否握手、眼神交流等。
  - 语言的沟通方面，如表示礼貌的习俗、称谓方式、是否委婉等。
- 要意识到你自己对健康和疾病的看法是由特定文化（西医）决定的，病人同样如此。
- 不要认为自己的文化比那些你自认为"稀奇古怪"的文化自然得多或正常得多。
- 如果不懂，就不要装作自己很清楚别人的文化行为和信仰。
- 要记住，病人可能不会奢望你理解他们的文化信仰或他们运用的医学体系，因此，你需要自己去积极地探索，而不是等着病人主动告诉你。
- 也许你很了解某种文化，但要记住，你的病人很可能就是这种文化的例外。

医生对病人及其家属的期望

在不同的文化中，除了对病因和治疗存在观念不同外，医生与病人、家属之间的相互期望也不尽相同，这也会影响医患沟通。在西方，医生期望与病人个人进行沟通；而在其他一些文化体系中，病人的所有家属都期望也能参与医疗决策。西医（包括护理）推崇的是独立和自我照顾；与之相反，一些文化体系认为家庭要负担起照顾老弱病残的责任，而对于亲人患病时让病人自我照料，或被别人照料，是羞耻的。

与西方对性和性事的开放相比，其他文化可能对谈论性事非常敏感。有人提出假想，某些文化群体，特别是亚洲女性，更倾向于看女医生。然而，研究表明，与亚洲女性一样，白人女性在涉及"妇科问题"时也都更倾向于看女医生（Ali 等，2006）。另外，尽管女性病人在这方面一直受到照顾，却很少有文化在同样问题上去顾及男性病人的感受。然而，实际情况是，当面临阳痿、早泄等尴尬时，男性病人也更倾向于看男医生。

病人对医生的期望

医生对病人的期望有特定的文化背景，同样，病人对医生的期望也与文化紧密相连。比起现今的西方社会，在一些尊重权威的文化中，病人更加敬重医生的专业和权威，不会像大多数西方人一样期望能与医生关系平等。然而，一项调查显示，在发展中国家，"以病人为中心"的沟通模式似乎比"以医生为中心"的沟通模式更加有效。例如，埃及的一项调查研究发现，如果女性病人接受的会诊是以她们为中心，则她们更容易对此次会诊感到满意，并继续使用某种特定的避孕法；反之，若医生不积极沟通，只给出指导性意见，她们更有可能停止使用该避孕法（Abdel-Tawab 和 Roter，2002）。尽管病人的一些期望因文化差异而不同，但在需要倾诉和理解等方面却是一致的（Schouten 和 Meeuwesen，2006）。

最后，如果你真的遇到某个病人告诉你他们的文化或宗教信仰不允许他们做某些事情，比如输血或验尸，你可以询问是否可以联系他们当地的教会或社区主管，然后你、病人及其家属以及他们的教会或社区主管坐在一起共同协商。在那些病人眼里，教会主管的权威更高，而且他很可能知道在他们的信仰体系里是否有应对这种特殊情况的变通之法。

应对偏见和种族主义的方法

种族主义是基于种族观念的一种偏见或歧视。它可以体现在个人，如某些人有偏见或刻板印象，认为特定种族的人高人一等或低人一等。它也可以体现在规章制度中，这种现象有时被称为"制度种族主义"。如1993 年，伦敦一位叫史蒂芬·劳伦斯的黑人少年被种族主义者谋杀，警察局对案件的调查却很敷衍。此后的一项研究指责那些大都市的警察都是种族主义者，受到同样指责的还有卫生保健机构的政策和行为。

医学生或医生遇到的一个普遍问题是与有种族偏见的病人打交道。从事医生职业或者其他卫生领域职业的黑人和少数民族人员常常会受到病人或同事的歧视，来自外国的白人医生也会如此。例如，英国卫生部派遣了焦点小组，对国家医疗服务体系中的 494 名黑人和少数民族员工进行了调查，发现其中 46.2% 的人曾遭到过种族歧视，而且在过去一年的工作中，有 37.9% 的人经历过种族歧视。具体的情况大多是病人口头侮辱或拒绝他们的治疗，并且大部分歧视事件都未被报道出来（Lemos 和 Crane，2000）。病人和其他员工时常认为黑人或少数民族医生和护士不合格、能力低下，或没有受过良好的培训。有调查显示学生也遇到过对专业人员有种族歧视的病人（Kai 等，2006a）。如何与有种族歧视的病人接触不仅是黑人和少数民族医生面临的问题，因为那些病人在感觉"安全"的时候通常会向白人医生和护士谈一些种族歧视的言论。

如果一个病人或职工对你、其他的职工或病人有种族歧视，你应当立即向相关人员汇报此事。每一个公立或私立医院及医疗集团都会有针对种族歧视的制度，有一套系统来记录和处理此类事件。你应该询问要将这种事情汇报给谁，一般会有专门的人负责此事。

然而，种族歧视的界限往往不是那么清晰。很多病人的行为往往处于"灰色地带"，让人难以判断。例如，病人可能会抱怨以前与黑人和少数民族医生接触时的遭遇，提出要看白人医生。他们常常会有这样的要求，即使面对黑人和少数民族医生或护士时说上一句"你不是那样的人"（即你与我之前遇到的医生或护士不同）。对于这种情形，没有唯一"正确的"回答。既要保证病人选择医生的自主权，又要同时避免种族或其他类型的歧视，医生对此很难权衡。不同形式的种族歧视需要采取不同的干预方法（Gunaratnam，2001）。遇到这些情况时，你应该通过自己的专业判断来决定如何回应。但你要记住，如果对这种情况置之不理，你很有可能会被看作和病人是"一伙"的，因为病人可能会认为你和他们一样有种族歧视。

> **与有种族歧视的病人相处的一些方法**
>
> ◆ 用非语言的信息来表达你的不满（做那些你被教导在其他情形下不能做的事）：不再进行眼神交流，不再微笑，很厌烦地看着对方，用手示意对方停止。
> ◆ 明确地重提另一个话题并继续交谈。
> ◆ 如果病人一概而论，你则要具体到个人。如当某个病人贬低亚洲医生时，你就盯着他，并告诉他：**"沙哈医生真的是个好医生。"**
> ◆ 当病人的遣词用语使你感到不适时，改变他们的用词。如当一个病人跟你说：**"我上次看了个有色人种医生"**，你的回应应该是：**"你是说你看了一位黑人医生……"**
> ◆ 记住，不觉得滑稽时，你没必要笑。
> ◆ 尝试着不要对病人面露愠色或提高音量。
> ◆ 不要对任何你认为可能涉及种族歧视的举动做出积极的回应。
> ◆ 如果病人是种族主义者，不要和他们"同流合污"。
> ◆ 沉默是金。

面对英语不好的病人

医生在与来自不同文化的人交流时，一个明显的障碍就是很多病人的英语并不好。比如，在伦敦，你可以听到大约 340 种语言。据估计，5%～25% 的病人在就诊过程中需要翻译。如果没有翻译，此次就诊便会以失败告终。这种情况对于难民尤其严重。他们很多人情况复杂、严重，或者难以启齿，比如心理问题或艾滋病。还有的难民来自交战区，在那里他们遭受过创伤，甚至被强奸（Greenhalgh 等，2007）。

当病人的英语能力有限时，你的沟通技巧应该是：

◆ 将所要表达的信息分块传达给病人，并检查他们是否明白。

◆ 小心地观察病人，注意他们的非语言举动。

◆ 一次只谈论一个话题。

◆ 使用引导词（如"首先""其次"或"再次"等）。

◆ 避免行话或术语。

◆ 运用图表或书面材料。

　　另外一种特别的策略就是，即使病人在叙述中偏离了主题，也不要打断他们，让他们继续说。研究显示，在用自己的语言叙述并且没有回答问题的负担时，英语不好的病人能以一种他们感觉舒服的方式来叙述他们的故事，并会全神贯注，不会因为英语的表达而分心（Moss 和Roberts，2005）。

如何用好翻译

　　如果病人根本不会说英语，或者他们的英语很差，难以保障诊断顺利完成，你就需要翻译。最理想的情况是他是专业的医学翻译，通过亲自到场或者电话联络的方式帮助诊断，但通常充当翻译的人是病人的朋友或家庭成员。多数情况下是他们的孩子充当翻译。让家庭成员来做翻译其实效果往往很不理想。因为在这种情况下，病人可能不便与医生讨论敏感问题，也可能出现误译或家庭关系紧张等问题。如果让一个孩子来做翻译的话，他可能不够成熟，搞不清楚问题，难以有效地翻译。有时，如果有必要的话，可以让那些能讲两种语言的医疗行业从业者充当翻译，但也可能因专业的界限而使问题表达得不够清楚。

　　最理想的还是专业的翻译，他们能有效表达病人意思，能表达相关的文化见解，能正确翻译医学术语，还能帮助医生拟定管理方案。但还是会存在一些问题。如果翻译和病人属于不同社会阶层、不同民族，或不同性别，他们就很可能产生矛盾。尤其是政治避难者，他们遇到的翻译可能与病人来自相同国家，并且属于压迫过他们的阶级。因此，为病人找到一个合适的翻译很重要。另外，在除医生之外的陌生人面前，病人可能对于要不要谈论自己的私人问题感到犹豫，病人会担心翻译是否能守口如瓶，特别是翻译和病人来自同一个不算很大的社交圈时。

即使是采用专业翻译，你也要注意，他们只是起渠道的作用，而不能偷梁换柱，改变病人或医生的本意。美国的一项研究对 26 名专业翻译进行了仔细考察，发现他们有时会越俎代庖。如当他们觉得病人的回答不够全面时，他们会从医生的角度再询问一些信息，或者他们会用西医的概念代替病人的具有文化特征的描述，以缩小文化差异。他们会将**"我受风了"**翻译为**"感冒"**。即使是他们表示没有向病人提供过医学信息，但观察显示他们的确那样做了。而且，病人也不知道他们接收到的信息是来自翻译而非医生（Hsieh，2007）。

瑞士的另外一项研究对 9 名专业医学翻译进行了考察，让他们描述在工作中遇到的医生与病人之间产生误解的情形。比如，病人经常将心理诊断视为医生的排斥或不信任。一些疾病的诊断令人感到了侮辱，如结核病和心理疾病，结果导致一些病人拒绝诊断或试图隐藏疾病。另外一种产生误解的情况发生在医生询问病人的私生活时，这时病人会感觉很不舒服。这些问题对医生来说都是确实需要了解的基础问题；但对病人来说，这些问题侵犯到了他们的隐私，让他们联想到了当初移民局官员的盘问。最后，误解还产生于沟通风格的不同：同样的手势、眼神或词汇对医生和病人有不同的含义（Hudelson，2005）。

如何较好地与翻译合作

实用方法：

◆ 保证翻译和病人说的是同一种语言和同一种方言。

◆ 事先与翻译进行交流，包括谈话的内容和你工作的方式。

◆ 询问翻译怎么正确地念病人的名字。

◆ 留时间给翻译，让他们：
  ○ 向病人介绍他们自己和他们将扮演的角色。
  ○ 向病人解释会对此次会诊的内容保密。
  ○ 看看病人是否能接受他们。
  ○ 向病人介绍你和你将扮演的角色。

◆ 鼓励翻译在必要时打断对话。

◆ 使用简单的语言，避免术语。

◆ 聚精会神地听翻译和病人的描述。

◆ 与病人保持尽量多的眼神交流，以抵消翻译与病人可能产生的最初关系。

◆ 让谈话持续足够长的时间，或许是一个说英语病人的谈话时间的两倍。有时候，与一个英语不好的病人在没有翻译的情况下谈话需要同样的时间。

◆ 谈话结束后，看看病人是否已经清楚了所有的事，或者还有什么想问的。

◆ 如果有合适的机会，在谈话后，与翻译再进行一些讨论。

来自 Kai（1999）

总　　结

　　无论是你的文化还是病人的文化都会对你们之间的沟通产生影响，要注意到这些影响并承认它们的存在。要视病人为单独的个人，但同时要承认文化的影响并在你感觉与之有关或有必要时进行探索。要勇于处理种族和文化问题，包括种族歧视。最后，当病人的英语不够好时，在有条件的情况下使用翻译，但要注意到这种涉及第三方的谈话有其特殊性。

（ 刘　兴　张　熠　王　岳 译 ）

拓展阅读

本章针对的是英语水平不佳的病人，任何需要提高自己英语的医学生或医生应该阅读这本书：

Glendining EH,Holmstrom BAS.English in medicine.3rd edn.Cambridge: Cambridge University Press.

欢迎访问本书的在线资源中心：www.oxfordtextbook.co.uk/orc/washer。

参考文献

Abdel-Tawab N, Roter D. The relevance of client-centered communication to family planning settings in developing countries: Lessons from the Egyptian experience. Social Science and Medicine, 2012, 54(9): 1357–1368.

Ali N Atkin K Neal R. The role of culture in the general practice consultation process. Ethnicity and Health, 2006, 11(4): 389–408.

Ferguson WJ. Candib LM. Culture, language, and the doctor–patient relationship. Family Medicine, 2002, 34(5): 353–361.

Greenhalgh T, Voisey C, Robb N. Interpreted consultations as "business as usual"? An analysis of organisational routines in general practices. Sociology of Health and Illness, 2007, 29 (6): 931–954.

Gunaratnam Y. "We mustn't judge people . . . but": Staff dilemmas in dealing with racial harassment amongst hospice service users. Sociology of Health and Illness, 2001, 23(1): 65–84.

Hsieh E. Interpreters as co-diagnosticians: Overlapping roles and services between providers and interpreters. Social Science and Medicine, 2007, 64: 924–937.

Hudelson P. Improving patient–provider communication: Insights from interpreters. Family Practice, 2005, 22(3), 311–316.

Kai J. Valuing diversity: A resource for effective health care of ethnically diverse Communities. London: The Royal College of General Practitioners, 1999.

Kai J, Bridgewater R, Spencer J. "Just think of TB and Asians, that's all I ever hear" : Medical learners' views about training to work in an ethnically diverse society. Medical Education, 2006a, 35(3): 250–256.

Kai J, Spencer J, Woodward N. Wrestling with ethnic diversity: Toward empowering health educators. Medical Education, 2006b, 35(3): 262–271.

Lemos P. Crane G. Tackling racial harassment in the NHS: evaluating black and minority ehnic staff 's atitudes and experiences. London: Department of Health, 2000.

Miner H. Body ritual among the Nacirema. American Anthropologist, 1956, 58(3), 503–507.

Moss B, Roberts C. Explanations, explanations, explanations: How do patients with limited English construct narrative accounts in multi-lingual, multi-ethnic settings, and how can GPs interpret them? Family Practice, 2005, 22(4): 412–418.

Ngo-Metzger Q, Massagli MP, Clarridge BR, Manocchia M, Davis RB, Iezzoni LI, Phillips RS. Linguistic and cultural barriers to care. Journal of General Internal Medicine, 2003, 18(1): 44–52.

Schouten BC. Meeuwesen L. Cultural differences in medical communication: A review of the literature. Patient Education and Counselling, 2006, 64: 21–34.

Sontag S. Illness as Metaphor. London: Penguin Books, 1978.

Sontag S. AIDS and its Metaphors. USA: Farra, Straus & Giroux, 1989.

Surbone A. Cultural aspects of communication in cancer care. Support Cancer Care, 2008, 16: 235–240.

Waitzkin H. Information giving in medical care. Journal of Health and Social Behavior, 1985, 26(2): 81–101.

第 9 章　谈论性与性行为

Peter Washer

章节要点

◆ 确定医生何时需要与病人探讨性与性行为。

◆ 讨论医生的态度如何影响他们与病人讨论性和性行为的能力。

◆ 讨论同性恋、双性恋和变性病人的需要（以及医护人员的需要）。

◆ 说明何时需要细致地谈论自己的性行为以及如何讲述。

　　性与性行为是人的本性的两个基本方面，影响着我们生活的各个方面，因此，卫生保健专业人士能够自信地谈论它们是非常重要的。很多人发现自己很难开口谈论性和性行为，这其中还包括一些医学生和医生。通常情况下，在泌尿生殖科、产科以及妇科相关的地方，人们被教导如何谈论关于性的话题。虽然这是可以理解的，但这种情况又加重了人们的误会，使人们误以为性和性行为是只有在出现明显的性健康问题时才需要关注的问题。本章将考察关于讨论性和性行为的问题，并讨论医生和病人何时需要讨论"性"这一话题。

我们何时需要探讨性生活和性行为？

当病人的问题明显与性相关的时候

当病人正面临性传播性疾病或者当他们向医生征求关于人类免疫缺陷病毒（human immunodeficiency virus，HIV）这一类问题的意见时，医生与病人之间需要坦率地谈论性话题。性对记录女性病人病史也是一个重要的部分，当女性身染妇科疾病，或例行子宫颈检查，或为避孕、怀孕或堕胎向医生寻求意见时，或医生照料被强奸或遭受性虐待的女性时，总是会跟她们谈论到性。

内科和外科疾病导致的性问题

除了性健康问题，大多数常见的内科和外科病也有可能影响一个人的身体，影响其拥有和享受性生活的能力。病人也许会希望与自己的医生就这个话题谈一谈，例如：

◆ 有心脏病或肺病的病人，如心肌梗死的病人。

◆ 运动受限的病人，如那些身患脑血管意外（即脑卒中）或某些内科病病人，如多发性硬化症。

◆ 有勃起功能障碍的糖尿病病人（病人无力勃起或维持勃起状态，因此，无法享受满意的性生活）。

◆ 疼痛病人，由于某些隐性疾病如由关节炎引起疼痛的病人。

很多内服药的常见副作用就是它们会导致性方面的问题，比如性欲减弱或性兴奋时间缩短。一些用于娱乐放纵的药品如大麻或酒精最初可以使人释放压抑的情绪，增强性信心，但两者都会影响人（尤其是男性）

的性能力。换句话说，大多数常见的疾病会在不同方面影响病人的性生活。因此，除了出现明显的性健康问题，病人有时也想与医生谈谈性的问题。

由心理问题引发的性问题

除了这些身体上的疾病，心理问题也会导致性欲、性兴奋和性高潮方面的问题。由于某些事故或手术导致身体残缺的病人可能会觉得自己没有吸引力，不会使人产生性冲动和性幻想，如截肢留下伤疤的病人，做过乳腺切除术的女性病人，或是做过结肠造瘘术的病人。情绪低落的病人也会出现性欲减弱。有心理疾病的病人有可能产生无节制的性欲。曾遭受过虐待或强奸的人在享受性生活方面也会留下阴影。另外，还有现代生活的一些越来越常见的问题，比如，疲劳、过度工作以及压力等均会引发两性关系问题，导致性无能或者疲倦到无力享受性生活。

何谓"性健康"？

通过扩大对什么时候医生需要与病人讨论性问题这一话题的讨论范围，我们可以看出，性健康（就像心理健康一样）不仅仅包括没有疾病。世界卫生组织（World Health Organization，WHO）性健康专家通过讨论共同提出了以下关于性健康的定义：

"性健康是指人关于性问题的一种在身体、情绪、心理以及社会关系上均保持健康、幸福的状态。它不仅仅是没有疾病和性功能障碍。性健康要求人们能够以积极、尊重的方式进行性行为和维系性关系，同时要尽可能地进行愉悦且安全的性体验，避免性强迫、性歧视和性暴力。为了能够实现和保持性健康，每个人的性权利都必须得到尊重、保护和满足。"（WHO，2002）

医生对待性和性行为的态度

医学院历来对性很少关注，也许因此医生在谈论起性这一问题时总是没什么自信或者觉得尴尬（Bonvicini 和 Perlin，2003）。一项调查显示医学生和医生关于性的知识总是非常匮乏，同时他们也不能很好地解决关于性的问题。例如一项对英国一所医学院校 208 名学生开展的网络调查显示：学生对于避孕套的失败率、流产率和衣原体流行程度相关知识的了解十分匮乏（Fayers 等，2003）。另一项对 576 名澳大利亚医学和护理学学生开展的调查显示：宗教主义者（任何一种宗教）明显反对同性恋、手淫、婚前性行为以及避孕。一些学生在课上讨论这类问题时甚至逃课，暗示他们这一态度可能导致他们在诊断病人时存在歧视（McKelvey 等，1999）。

调查显示，哪怕是资深医生，他们在与病人谈论性和性行为的时候也感觉不太舒服。例如，一项比利时的研究调查了 122 名全科医生，然后发现其中大约一半医生没能给无临床症状的病人讲解明显的性传播风险。同样，很多医生在病人首次咨询避孕用品时，并没有建议他们进行相对安全的性行为。全科医生总是找各种理由作为不能谈论这一话题的借口，比如语言不通，病人的理解力不够，种族差异，培训不足，时间不足，病人的配偶或家长在场，病人并没有抱怨自己的性生活不顺利，或者担心病人会尴尬（Verhoeven 等，2003）。另一项美国研究回顾了 78 名全科医生在回答感染 HIV 风险时的咨询，发现大多数咨询医生通过变换话题、无视病人的暗示或者忽略病人表现出的担忧，来逃避这一话题（Epstein 等，1998）。

　　在前面的章节中，我们曾提出一个观点：当一个人身处主流文化时，很容易认为文化是别人才会有的，而忽视了文化对自己的影响。本文接下来是讨论其他文化与自己理所当然认同的文化有什么不同。这一观点同样适用于"性"。如果你处于主流观点——"异性恋"文化中，那么就很容易忽视你有性取向这一事实。在没有考虑到这一点的前提下，你也许会无意识地把与你有同样性取向的人当作"正常人"，并以此来评价其他所有人，却没有认清如同我们每个人都背着文化的包袱一样，我们也背着性和性行为的包袱。从调查中我们能够清楚地发现：除了病人自己的信仰、道德框架和谈论性行为的舒适程度以外，医生对性和性行为的态度同样是影响他们能否顺利谈论这一话题的因素。

与老年人谈论性

　　医学生和年轻医生认为很难与病人讨论"性"的另一个原因是他们与病人之间的年龄差异。与病人讨论性很困难，尤其是与那些年龄与医生的父母或者祖父母相当的异性病人。跨代的医生与病人讨论"性"这一话题时会令人感到不适，这种不适当然会使这一话题无法继续下去。性健康总是被认为是年轻人应关注的问题。虽然老年人可能不再需要避孕用具或妊娠建议，性传播性疾病的传染也主要发生在 20 岁人群中，但是一些性健康问题，如勃起功能障碍、阴道干燥、性欲消退，常多发于老年群体（Gott 等，2004）。

　　医生经常担心向老年朋友提出性方面的问题可能会冒犯到他们，尽管并没有证据证明病人认为自己被无意冒犯了。例如，英国一项针对 22 名全科医生开展的调查表明：医生认为与老年人谈论性是很困难的，他们认为这不是与这一年龄段的人所应谈论的话题。很多医生的观点来源于社会普遍的对年龄和性的看法。他们很少主动与老年人讨论性健康，虽然他们知道老人们很难主动开口提及性方面的问题，也因此几乎不提及（Gott 等，2004）。

与同性恋、双性恋和变性病人谈话

除了无法接触到老年人对性健康的需要以外，医疗工作者在另一个方面也没什么作为。那就是同性恋、双性恋和变性（lesbian, gay bisexual, and transgender, LGBT）病人的需求这一问题。虽然无法进行精确的计算，不过有调查表明，人群中大约有 3% 的人为 LGBT（Johnson 等，2001）。

同性恋恐惧症的后果

在过去的 40 年里，大多数西方社会发生了一场巨大的文化变革，即西方社会对于 LGBT 的态度发生了巨大的转变。LGBT 在反歧视方面也取得了长足的进步。出于效仿以往残疾人的呼吁，使人们不再将残疾视为疾病，LGBT 也同样呼吁对同性恋群体"去疾病化"（See Smith 等，2004，关于"20 世纪 70 年代为治愈同性恋的野蛮医疗手段"的讨论）。直到 1973 年，同性恋还被列在《精神疾病诊断与统计手册》（*Diagnostic and Statistical Manual of Mental Disorders*）中（Rose，1994）。令人惊讶的是，直到 1992 年，《国际疾病分类法》（International Classification of Disease）第 10 次修订版（ICD-10）中才不再认为同性恋是一种疾病。

尽管一些地方对同性恋的厌恶情绪已经淡化了许多，不过这种情绪（恐惧、厌恶或对 LGBT 群体的歧视）依然存在。例如英国一项面向 1285 名男同性恋和双性人的调查显示：他们中的 83% 曾被别人歧视，并遭受过财物损失、人身攻击、辱骂、殴打或校园暴力；66% 的人把自己遭受到的歧视归因于自己的性取向。在统计学意义上，受到歧视与产生自杀念头、蓄意计划和自残行为，以及心理疾病的高发之间存在明显的正相关关系。调查发现，42% 的男同性恋、43% 的女同性恋和 49% 的双性恋存在心理问题。与社会中占主导地位的异性恋人群的调查数据相比，这些数字是非常高的。异性恋人群平均出现心理问题的比例为女性 20%，男性 12%（Warner 等，2004）。另有研究表明，同性恋拒绝进行常规的医疗保健、疾病预防以及治疗，因为他们担心医疗从业者无意识的疏忽会暴露他们的性取向。所以 LGBT 群体中有很多人都对医疗保健机构不满意（Bonvicini 和 Perlin，2003）。

目前英国已经出台法律，要求公共团体或机构保障不同性别、种族和残疾人平等接受服务的权利，不过尚未就同性恋人群问题对公共团体或组织提出要求。但是，英国自 2007 年起，认定在提供商品和服务时歧视 LGBT 群体的行为是违法的，包括卫生保健、住房和其他公共服务。英国医学总会把是否歧视 LGBT 群体看作评判医生是否适合行医的基本条件（Hunt 和 Dick，2008）。

医生在与 LGBT 病人谈论"性"时的不适感

调查证据表明，医护人员对同性恋的厌恶情绪依然存在。医生常常一开始就假设他们的病人是异性恋者，从而使病人后来想表明自己的性取向变得非常困难。例如，一项面向英国 22 名全科医生的关于医生与 LGBT 群体交谈时态度的研究表明：几乎半数的医生都觉得与 LGBT 病人讨论"性"话题会有障碍，少数人甚至公开表达他们害怕、反对同性恋者的态度。医生的抵触根本上来源于对 LGBT 群体的不了解。某些人有各种各样对 LGBT 感到不适或厌恶的原因。这些原因既包括对他们性行为的看法，又包括对 LGBT 群体关系本质的误解，包括认为男同性恋者都是淫乱的（Hinchliff 等，2005）。

　　还有一项在瑞典对 76 名全科医生进行的有关女同性恋健康问题知识的调查。该调查发现由于医生假设病人全都是异性恋者，因而使他们无法发现病人是同性恋。在多年的从医经历中，尽管在他们诊断过的数千病人中一定会有数百的女同性恋病人，不过只有 11% 的医生清楚关于女同性恋的问题，仅 32% 的医生知道他们曾诊治过女同性恋病人。只有 5% 的医生曾经询问过病人的性取向，而大部分关于社会关系的问题还都是针对异性恋核心家庭的，例如**"您已婚还是单身"**，或者**"您跟您的丈夫相处得怎样"**。医生认为如果病人是女同性恋的话，应由她们自己选择是否告知医生，除非当前的问题涉及精神疾病、妇科疾病或者社会心理疾病（Westerstahl 等，2002）。

如何向 LGBT 病人或同事传达了解的信息

◆ 除非你已经确定了某个人的性取向，否则请使用中性和感性的语言，例如：询问**"您有伴侣吗？"**或者**"您现在处于一段感情之中吗？"**而不是**"您结婚了吗？"**询问**"我们需要谈谈节育吗？"**而不是**"您用哪种避孕措施"**。

◆ 让病人按照他们自己的节奏讲述，医生只要鼓励他们说出来就好，如**"我很乐意与您谈谈您的担忧？"**

◆ 解释清楚为什么你要问那些私人的细节，例如**"这有助于我的理解，借此我才能准确地评估您的卫生需要"**。

◆ 关于病人生活中任何你不熟悉的方面，请问清楚。

◆ 对自己所扮演的角色要足够敏感，并且不要歧视你的同事和医院职工。

Bonvicini 和 Perlin（2003）

LGBT 医学生和医生的经历

　　医务工作者不仅仅默认病人是异性恋者，他们同样默认自己的同事也是异性恋者。例如，英国的一项研究调查了 20 名同性恋医生和 8 名异性恋医生，并发现大部分异性恋的医生默认他们的同事也是异性恋者，因而不知道自己平时说的话对同性恋同事会产生什么样的影响。很多被访问者表明有些同事就在同性恋的同学或同事面前发表反对同性恋的言论。对同性恋医生来说，抵触同性恋的偏见给他们带来了额外的压力，他们很担心暴露了自己的性取向而影响职业前途（Rose，1994）。同样，最近的一项加拿大研究调查了 29 名同性恋的医学生，并发现他们花费相当大的精力考量他们上课环境的安全程度，并且权衡是要暴露还是隐藏自己的性取向。这些学生还担心，如果他们公开性取向，是否会影响他们的事业并获得负面的评价（Risdon 等，2000）。

医生何时需要与病人讨论性生活的细节

　　一些学生不清楚如何适当地向病人询问关于"性"的私人问题。在了解病史的过程中，医生需要询问病人是否想要谈谈他们的性生活和性关系。你需要自己判断何时需要提一些关于性的细节的问题。如果病人患的只是普通感冒，当然不用问他们是否有手淫。不过，如果他们的问题是勃起功能障碍，那么询问一些他们性史的细节就是有必要的，包括询问与手淫有关的问题。

　　为了自然地引导到性的话题，你可以使用一些中性的开放性问题，比如"您有伴侣吗？"或"您现在处于一段感情之中吗？"又或者"您最近有过性行为吗？"接着你可以问**"您的这段感情怎么样啊？"**这样会让那些想陈述更多的病人自己说，而不是让他们自己提出这个话题。通过感性地询问"性"，你可以暗示你的病人，如果他们愿意讲述他们的性问题的话，你愿意倾听。如果病人不愿意讨论这个问题，那就不讨论。在提问时使用那些不具有侵犯性的措辞，就完全不用担心你会表现得像在打听别人的私事或者冒犯到病人。另一方面，如果病人希望聊一聊他们的性行为，就给他们一个开口的机会。

病人也许会尝试向你讲述他们的真实想法，他们或许在表面上是谈论其他问题，但其中的讲述是用委婉语或模糊语来表达。他们的动作也会给你提示，他们也许会看起来不那么有自信、紧张，很戒备或者害羞。在这种情况下，我们并不能只是因为病人看起来不自在就认定他们不想谈论这一话题。要问问他们**"您有什么其他想跟我聊聊的吗？"**请牢记，病人也许会为谈论自己的性问题而感到害臊甚至是羞愧。你需要让病人觉得他们能够开放、坦诚地跟你讨论这些问题，觉得他们不论告诉你什么，你都不会感到吃惊，也不会去评价他们。尽量正常地看待这个话题，不要表现出尴尬的表情，并强调你会为这次谈话保密。

讨论"性"这一话题的一个困难在于措辞。医生不能默认病人懂得医学词汇，比如手淫、阴茎、阴道及口交等。另一方面，有些词汇对于非医学专业的不同公众而言就是日常用语，但这些通常是上不了台面的粗话，因此，如果医护人员也使用这些词汇的话就不恰当了。虽然病人也许会使用粗话，但是他们并不希望医生也用这样的语言来与他们交流。哪怕医生觉得很自在，可是病人听起来可不见得很舒服。如果一名病人说**"我操的时候觉得疼"**，那么当你领会并回应他的时候，你应该这样表达：**"好的，你说你在进行性生活时会有疼痛感。你能跟我详细地讲讲吗？"**这样也会传达一个相当强烈的信息，也就是**"发生性行为"**才是你可以接受的词汇。这个策略同样适用于其他有关"性"的粗口上。

> **用于提问性生活史的问题**
>
> ◆ 病人认为是什么问题?
> ◆ 这个问题持续多长时间了?
> ◆ 问题是否与时间、地点或伴侣有关? 例如,如果罹患勃起功能障碍,该男性在夜晚或睡醒时是否曾有过勃起现象?
> ◆ 是否出现丧失性冲动或者抵触性接触的现象?
> ◆ 两性关系有没有发生问题?
> ◆ 是否存在压力、焦虑、内疚或者愤怒而没有发泄出来?
> ◆ 是否存在身体不适,例如病人或其配偶是否存在痛感?

一项完整的性生活史包含的部分

　　一项完整的性生活史需要包括一切可能影响性欲望、性觉醒以及性能力的内容。除了要探索当前的问题、医学征象和症状,医生还需要细致地调查病人的性关系史,从而把他的性问题放在大背景下来看待。医生需要询问他目前是否有性伴侣,如果有的话,他们在一起多久了。除此之外,还要询问他们之前的性伴侣和性生活。对于那些正处于一段感情中的人,医生需要询问他们是否有孩子,是否在两性关系或其他方面(如工作或经济)感到明显的压力。医生需要询问病人在将来的谈话中是否希望配偶参加,并调查病人及其伴侣对于病人"性"问题的看法。若病人为女性,医生需要询问她们的避孕史,以及曾经是否有过怀孕、流产、终止妊娠(即堕胎)的行为。不要忘记询问饮酒、药品使用的情况以及其他可能的相关因素(如旅行)。如果可以的话,还要询问是否曾服用过毒品(如大麻)。另外,也可能存在一些文化或宗教上的因素,试着去找找。记得不要去批评病人的性行为,但如果合适的话,利用这个机会给他们一些能够促进健康的建议。

谈论性与性行为的良好实践指南和技巧

开门见山，直截了当：

◆ 您是否介意我问您一些关于两性关系的私人问题？

使用一些泛泛的概括性的陈述方式可使病人感觉他们与普通人没什么两样，而且你并没有在评价他们。例如：

◆ "很多男性平时有时会有勃起不能。"

◆ "医生经常能遇到病人出国旅游时不小心罹患性传播疾病的情况。"

◆ "关于您的症状，我们推测可能是由感染了性传播疾病引起的，您觉得有这种可能吗？"

当你需要问一些明确的问题时，请用简单清楚的语言来表达，并鼓励病人详尽地回答你的问题。例如：

◆ "当您与伴侣发生性关系时，您都做些什么？除了这个以外，您还做了些什么吗？"

◆ "您说您发生过性行为，您指的是普通性交、口交还是肛交？"

请注意在这种情况下，封闭性问题会比较有用；相反，开放性问题可能会加重病人的尴尬情绪。请使用你和病人都能听懂（见前）且不会感到不适的语言，并且遇到任何不能理解的词汇或说法时，请及时发问。例如：

◆ "很抱歉我没听懂您刚才说的，您想表达什么意思？"

避免使用"曾经"或者"总是"——他们会暗示正确答案。例如：

◆ "您使用避孕套吗？是每次性行为都使用吗？"

◆ "您肛交过吗？"

◆ "您与除伴侣外的人发生过性行为吗？"

同样，请牢记在被问到"您多久发生一次性行为"这样的问题时，病人很可能会根据他们认为普通的情况来做出回答。一些人认为"经常"发生性行为是指一天两次，另一些人可能会把"经常"解释为一周一次，或者一个月一次。

如果你不能确定病人伴侣的性别，试试这样问：

◆ "跟我多说说您的伴侣……"

如果病人的回答依然不是非常清楚，但你又需要知道的话，直截了当地问出来，并且不要道歉：

◆ "我需要知道，您的伴侣是男性还是女性？"

保持一张无表情的扑克脸，尽可能实事求是，哪怕你再震惊或者尴尬也不要表现出来。

最后，也是最重要的，要设身处地地为病人着想，不要对病人进行道德层面的评价。

总　　结

性与性行为并不是当病人出现性健康问题时才会提及的问题。一切医学和心理问题都有可能对病人进行和享受性生活的能力产生影响。一定要避免根据个人成见来做出假设，比如，认为老年人没有性生活，抑或是只要病人不做特别说明就默认他是异性恋者。牢记要询问每一个病人关于伴侣和两性关系的问题。并且，如果病人愿意的话，医生应该给予他们空间并鼓励他们对医生讲述自己的两性关系以及遇到的问题。

（孙一冰　王　岳译）

拓展阅读

欢迎光临本书的在线资源中心：www.oxfordtextbooks.co.uk/orc/washer。

参考文献

Bonvicini K, Perlin M. The same but different: Clinician–patient communication with gay and lesbian patients. Patient Education and Counselling, 2001, 51, 115–122.

Epstein RM, Morse DS, Frankel RM, Frarey L, Anderson K, Beckman HB. Awkward moments in patient–physician communication about HIV risk. Annals of Internal Medicine, 1998, 128(6): 435–42.

Fayers T, Crowley T, Jenkins J, Cahill D. Medical student awareness of sexual health is poor. International Journal of STD and AIDS, 2003, 14(6): 386–389.

Gott M, Hinchliff S, Galena E. General practitioner attitudes to discussing sexual health issues with older people. Social Science and Medicine, 2004, 58(11), 2093–2103.

Hinchliff S, Gott M, Galena E. "I daresay I might find it embarrassing": General practitioners' perspectives on discussing sexual health issues with lesbian and gay patients. Health and Social Care in the Community, 2005, 13(4): 345–353.

Hunt R, Dick S. Serves you right: Lesbian and gay people's expectations of discrimination. London: Stonewall, 2008.

Johnson A, Mercer C, Erens B, Copas A, MacManus S, Wellings K, Fenton K, Korovessis C, Macdowall W, Nanchahai K, Purdon S, Field J. Sexual behaviour in Britain: Partnerships, practices, and HIV risk behaviours. The Lancet, 2001, 358(1835): 1842.

McKelvey R, Webb J, Baldassar L, Robinson S, Riley G. Sex knowledge and sexual attitudes among medical and nursing students. Australian and New Zealand Journal of Psychiatry, 1999, 33: 260–266.

Risdon C, Cook D, Willms D. Gay and lesbian physicians in training: A qualitative study. Canadian Medical Association Journal, 2000, 162(3): 331–334.

Rose L. Homophobia among doctors. British Medical Journal, 1994, 308(6928): 586–587.

Smith G, Bartlett A, King M. Treatments of homosexuality in Britain since the 1950s — An oral history: The experience of patients. British Medical Journal, 2004, 328(7437): 427.

Tomlinson J. ABC of sexual health: Taking a sexual history. British Medical Journal, 1998, 317(7172): 1573–1576.

Verhoeven V, Bovijn K, Helder A, Peremans L, Hermann I, van Royen, P, Deenkens, J, Avonts D. Discussing STIs: Doctors are from Mars, patients from Venus. Family Practice, 2003, 20(1), 11–15.

Warner J, McKeown E, Griffin M, Johnson K, Ramsay A, Cort C, King M. Rates and predictors of mental illness in gay men, lesbians and bisexual men and women: Results from a survey based in England and Wales. The British Journal of Psychiatry, 2004, 185(6): 479–485.

Westerstahl A, Segesten K, Bjorkelund C. GPs and lesbian women in the consultation: Issues of awareness and knowledge. Scandinavian Journal of Primary Health Care, 2002, 20(4): 203–207.

WHO. Sexual Health. Geneva: The World Health Organization, 2002.

第 10 章　与儿童和青少年交谈

Caroline Fertleman, Peter Washer

章节要点：

- ◆ 讨论与患儿家长交流的问题。
- ◆ 对未成年人发展的不同阶段进行概述，并就各阶段提出交流建议：
  - ○ 学龄前儿童
  - ○ 学龄期儿童
  - ○ 青少年

对医学生而言，有很多原因会导致与儿童交流困难。比如很多学生几乎没有与儿童交流的经验。尽管医学院校招生呈现扩招成人学生的趋势，但仍然很少有学生本身即为人父母。由于缺乏为人父母的经历，医学生很难对患儿父母产生认同，很难理解患儿父母的切身感受。因此，本章将首先讨论父母的焦虑，以及怎样与之沟通交流。然后讨论从学龄前到青少年各个阶段会出现的沟通问题。与病重患儿的家长交流是儿科医生面临的巨大挑战。告知噩耗以及通知死亡将在本书第 15 章论及，尽管在绝大多数情况下，仅主任医生有权通知此类信息。因此，本章将主要关注由医学生、低年资医生向孩子、青少年父母说明病情时的沟通技巧。

与父母交谈

本书其他章节已经强调了诊疗过程中关注病人的家庭和社交网络。诊治儿童时尤其如此，应该关注此类问题。实际上，护理一个生病的孩子时，还应该考虑其他家庭成员的感受，以免他们有被忽视的感觉。在允许成人和年长住院病人出院之前，医疗团队必须确定他们的家庭护理计划。然而对于患儿，父母通常充当看护者的角色。在孩子的整个患病过程中（无论是在医院还是在家），父母总是与护士、医生以及其他专业人士一起照料孩子的。值得注意的是，无论医生拥有多少关于儿童疾病的经验积累和专业知识，父母往往比任何人都更加了解孩子的状况，并且他们希望积极参与到有关孩子治疗方案的决策过程中。

应对父母的焦虑

与父母交流比与其他亲属交流更为困难。父母对于孩子的焦虑程度难以用语言表达。在外界看来，这种焦虑有时与孩子病情的严重程度并不成比例。父母往往呈现出对孩子病情的过度担忧，认为孩子的"实际情况"更严重。例如，美国一项针对 370 例常规儿科会诊的调查表明，在 1/3 的会诊中，医生感到父母的焦虑和患儿的实际病情不成比例。进一步的询问表明，父母往往担心孩子可能患有比表面病症更严重的疾病。这些父母的亲人中往往有因严重疾病而去世的病史，或孩子本身曾患有严重疾病，父母担心其复发。同样，如果父母的亲属中有人对医学知识有较多的了解（如护士之类），那么这样的"权威人士"可能就会建议父母寻求医疗帮助，并使他们对孩子的病情产生疑惑，担心疾病持续时间太久，或担心是复发性疾病（Bass 和 Cohen，1982）。在这类事件中，是什么原因促使父母寻求医生建议值得探究，因为往往幕后出谋划策的那个人才是导致父母焦虑的关键。

大多数情况下，成人能自行决定是否接受治疗并选择接受何种治疗。对于患儿，父母必须为其医疗事务做出决策。这些决策通常是基于父母抚养的经验，但往往也会受到来自文化、家庭、朋友和媒体的影响。父母的决策可能与医嘱并不一致。例如，家长不希望孩子接种疫苗，或者在其他极端情况下，家长希望在并没有临床征兆的情况下为孩子开抗生素处方。在这种情况下，医生很难在维持孩子父母信任和满意的同时，解释提出这种建议和诊疗方式的原因。例如，美国一项针对 259 例常规儿科会诊的调查表明，在接受采访的人群中，55% 的父母在看病之前就预期医生会为孩子开具抗生素，虽然只有 1% 的人直接提出了此类要求。然而，虽然没有开具抗生素的直接要求，医生还是会为 34% 的就诊父母开具抗生素。对于那些预计会使用抗生素但实际上并没有开具的家长，若向他们告知之后孩子的状况没有改善时再为其开具抗生素，家长往往会对医生给予更高满意度的评价（Mangione-Smith 等，2001）。

与父母和孩子交谈

尽管极少有医学生已经为人父母，但我们都曾是孩子，在儿时我们都有看病的经历，或者可能探望过病人或者住过院。在学医的时候，总有一部分课程是同孩子有关的，回想那些记忆是非常有帮助的。记忆会帮助你了解孩子的思维模式。因为对于孩子而言，看病或是去医院是一件奇怪而又非常令人害怕的事情。

在西方社会，父母的抚养方式越来越倾向于非独裁式，子女享有更大的自由，并可以参与到影响其生活的决策中（Tates 和 Meeuwesen，

2000）。这种趋势在法律上也得以体现。在很多国家现行的法律中，当孩子的年龄足以理解医生所提出的治疗方案含义时，他们被赋予了准许治疗的权利，但他们没有拒绝治疗的权利。

然而调查表明，孩子们参与临床决策的积极性并不高。例如，荷兰进行了一项关于医生、父母和孩子之间"转换机制"的调查。这是一项对 20 年时间内 106 次全科医生与病人的会谈录像开展的调查。结果表明，孩子在临床决策中的参与度大概为 9%。与此相比，全科医生的参与度大概为 51%。振奋人心的是，研究表明在 20 年的时间内呈现出孩子越来越积极地参与临床决策的变化。另外，往往是父母将孩子排除在临床决策之外。只有当父母必须站在一旁，医生为孩子进行身体检查时，孩子才得以直接与医生交流，医生此时才更多地了解孩子的情况（Tates 和 Meeuwesen，2000）。

播客

一位母亲的视角

"医生同我和孩子交谈。我注意到他们会看看萨姆，然后看着我，但是他们更倾向于向我解释。如果萨姆不理解医生所说的内容，在回家的路上他会问我，然后我再向他解释。他可能不会当时就向医生说：'医生，我不理解……'他会等我们到了家然后对我说：'妈妈，我不理解，你能给我解释一下吗？'但是现在情况不同了，医生会试图向萨姆解释他的病情。医生开始试图向我们两个人进行解释。"

"你有没有发现情况改变了，他已经长大一些并且开始了解当自己还是婴儿时的状况，他现在将近 9 岁了。你有没有注意改变发生在……"

"是的，我注意到了。因为在开始的时候医生总是对我说话，但是现在他们看着我的孩子，他们问他问题，并对他进行检查。"

 播客：Delbie，一位患有地中海贫血的 8 岁孩子的母亲在本书的其他章节中，有关于不同种类的三方交流的讨论。例如，当与不使用英语的病人交谈时需要口译员。当与孩子及其家长交谈时，也会产生相似的问题。根据上述调查，在孩子年龄允许的条件下，我们应该尽量让其参与到临床决策中。在会诊过程中，医生与在场的每一个人进行眼神交流是非常重要的。即使年龄还非常小，孩子也能从医生的肢体语言中获取信息，了解其所表达的消极情绪或积极情绪。当孩子参与到会诊中时，即使孩子很小，父母也会感到安心。残疾孩子的父母也认为应当让他们的孩子适当参与医疗会诊。显而易见，孩子在医疗会诊中的贡献与其身心发展有关。随着年龄的增长，孩子理应参与更多。你应该首先就孩子所能接受的信息尽可能多做解释，当你感到已经达到孩子的理解上限时，再向父母解释更多的细节信息。父母常常习惯于掌控，除非你特意鼓励孩子参与，否则父母会一直成为主导。我们应该允许孩子问问题，并且提供充足的时间和耐心来进行解答，这是很重要的。

接下来，本章将调查在孩子的不同年龄段出现的不同的交流问题。尽管孩子的成熟度和理解力差别很大，但是为了方便阐述，接下来的内容分为与学龄前儿童、学龄期儿童和青少年交谈。

与学龄前儿童交谈

与学龄前儿童交谈有时是令人沮丧的，尤其当他们因为焦虑、疼痛和恐惧而哭泣时。学龄前儿童无法从他人的视角看待世界，也无法理解他人可能比自己了解得更多。这可以被解释为孩子的心智还未发育成熟（ Mitchell 和 Zeigler，2007 ）。在这个年龄阶段，他们认为自身的行为是造成某些事情发展的主要原因，因此，他们把生病和住院当成对自己不良行为的惩罚，或者是魔法使然（Hart 和 Chesson，1998）。这个年龄阶段的孩子对世界的理解简单而顽固，即凡事非好即坏。因此，他们可能认为弄疼了他们的医生和护士是有意要伤害自己（Perry，1994）。在这个年龄阶段，他们无法理解现在的疼痛是为了以后有益的结果，例如早点痊愈回家。他们对于延迟性回馈没有概念，对时间的理解也有限。

研究表明，先前经验是影响儿童对医生和医院恐惧程度的重要因素。在澳大利亚的一项实验研究中，研究者向 15 位 3~5 岁的健康儿童展示了一系列医疗器械——创可贴、静脉输液袋、手套和绷带等，并在儿童玩弄这些医疗器械时对其进行观察。随后，研究者便询问这些儿童对疾病、医院和医疗器械的理解。研究者发现，那些没有与医院打交道经历的孩子对医疗器械有着天真而快乐的好奇心。然而对那些哪怕对医院只是有间接经历的儿童，比如近亲曾经生过病或是住过院，他们对疾病和医疗器械都更加恐惧（McGrath 和 Huff，2001）。

与学龄前儿童的沟通方法：

◆ 叫孩子常用的名字。
◆ 用屈膝的方式降低到与孩子同等的高度，不要用弯腰的方式，以免产生压迫感。
◆ 使用简单的语言和熟悉的词汇。
◆ 用儿童的节奏来交谈——将信息拆分并分层次。
◆ 首先检查他们的玩具、父母或保姆等照看者。
◆ 让其坐在父母的膝上接受检查。
◆ 征求父母的同意，向孩子解释你准备要做什么并取得其同意。如果你首先征求孩子对检查的同意，他们可能会说"不！"

向小孩子朗读也能帮助他们理解自身疾病的情况。疾病儿童行动慈善协会提供了一个相关的书刊目录。其网站链接见本书的附录部分。

与学龄儿童交流

随着孩子不断成熟，他们逐渐形成对疾病的系统理解。他们逐渐了解了导致他们生病的病原体，之后明白了引起疾病的复杂的作用机制。美国一项关于 128 名年龄各异的健康儿童的研究表明，直到 12~13 岁，儿童才开始理解不同的致病原因以及机体不同的应对方式。与孩子的交谈表明，尽管他们在其他主题方面可能颇具见解，但是对疾病的理解却总是显得不那么老练。直到成人阶段，孩子才能将一系列的病症与某种疾病或综合征相联系。小孩子甚至不能理解口服用药与他们皮肤上的疹子之间有着怎样的逻辑（Perrin 和 Gerrity，1981）。

与学龄儿童的沟通方法：

- 介绍自己并询问他们的姓名、年龄、就读学校以及他们熟悉的话题。
- 解释你同他们交谈的原因。
- 让他们坐在你与家长的中间，这样你能平等地分配同父母交流（谈话和观察）的时间。
- 询问孩子担忧什么，或者他们来医院的原因。
- 找出他们对小便、粪便和生殖器的叫法，并使用他们的叫法。
- 如果你没有理解他们的意思，请父母进一步解释和澄清。
- 耐心地向其解释医学概念，尤其对那些有慢性疾病的孩子。如果你解释得适当，孩子是有能力理解复杂概念的。
- 询问他们有关学校和朋友的事情——但是要记住，他们可能在父母面前不愿意谈及，尤其是他们受到欺负的时候。
- 使用他们能理解的词汇。
- 不要用上司的口气对他们说话——他们可能会不配合。
- 采用适合他们的节奏交谈。
- 在他们哭的时候不要做检查（即使以前你见医生这样做过）。相反，你要等到他们安静下来。
- 尽量不要给予无法遵守的承诺，比如不弄痛他们，因为这会降低将来他们对你的信任。

所有的孩子都需要玩耍，身为医学生，与孩子一起玩耍便是照料他们时最好的馈赠了。在孩子可能会花时间待着的地方，比如急诊室、全科医生候诊室等，应该为孩子准备玩具和儿童游乐物品。儿童病房常常会有专人陪伴他们玩耍。你会发现，这些专业人员会起到不可忽视的作用。

播客

一个患儿的观点

"医生们真的很好，因为他们同我交谈，理解我的观点，这真的很好。"

"你能更详细地告诉我你认为他们好的地方吗？"

"假如我需要注射，他们就会在我数数的时候注射。就好像我说能在数到三的时候注射吗？之后我数到三，他们就会进行注射。"

"所以从你的观点来讲，很好的一件事就是当你要进行治疗的时候他们会提前让你知道，因此你对于治疗不会感到意外。在向你解释的方面，他们有什么做得好的地方吗？"

"他们确实向我解释了很多东西，这就是我为什么喜欢他们。我希望了解情况，我想知道发生了什么。"

播客：Casey，13 岁，谈论患白血病时的就医经历

与青少年交谈

青少年时期是精力充沛的发展阶段。生理和心理上的变化，以及新的社会预期和角色转变标志着从儿童到成人的转变。这些改变带来的冲突可能导致挑衅行为，尤其是像吸烟、喝酒、使用违禁毒品等风险性行为（Chirstie 和 Viner，2005）。当青少年的这些变化恰巧与疾病同时发生时，他们表现叛逆的一个途径就是不遵循医嘱和治疗措施。拒绝医生对于配合治疗的要求可能会成为青少年展现他们行为独立、脱离家长控制

的机会（Windebank 和 Spinetta）。

播客

一个患病青少年的观点

"我认为唯一不是很好的事情就是，医生更愿意和我的父母交谈，而不是和我交谈。我自己也承认，我很让人头疼。但我感觉到他们不愿意和我交谈，而是和我妈妈交谈，我成了第三方。你了解吗？他们告诉我妈妈，然后我妈妈告诉我。我告诉我妈妈，然后妈妈告诉医生。这对我没有什么意义。这就是我说的在治疗过程中最不满意的事情。"

"好的，所以你更希望他们直接和你交谈……你妈妈要不要在场？"

"或许我妈妈也在场，但是要对我们两个人说，因为有些时候我被叫离房间，于是他们能和我妈妈交谈。我想我又不是一个小孩子了，我 16 岁了，他们应该告诉我，我现在发生了什么事情。"

播客：Megan，17 岁，在谈起她在医院的经历时如是说

在这个阶段，青少年有关性的方面也在成熟。在通往成人之路时，有关性的试验是青年人测试权威限度的另一种方法。当与青年人谈论有关性和性征问题时，研究表明青年人最尊重、最看重的品质，以及他们最可能从专业人士处寻求帮助的品质是：

◆ 对性的正面态度。

◆ 有关青年人问题的知晓和兴趣。

◆ 从青年人角度着想。

研究也表明，当医务人员同青年人谈论性时，他们应该尽量使用年轻人的语言，并且解释专业术语，以及使用专业术语和白话的混合语言进行交谈（Aggleton，Oliver 和 Rivers，1998）。

> **与青年人交流的方法：**
>
> ◆ 无论父母在不在场，都要注意到他们的存在。
> ◆ 尊重他们的观点。
> ◆ 强调保密性，但是应该说明，当你担忧他们的健康时，你必须基于知晓原则向上汇报。
> ◆ 当与其单独相处时，再询问有关毒品、性、酒精、吸烟和抑郁问题。
> ◆ 如果合适的话，根据 HEAADSSS 协议，记录青少年整个心理状况（Christie 和 Viner，2005）
>   ○ 家庭生活
>   ○ 教育
>   ○ 各项活动（包括体育运动）
>   ○ 情感
>   ○ 用药史
>   ○ 性
>   ○ 自杀、抑郁和自残
>   ○ 睡眠
> ◆ 不要以恩人自居。
> ◆ 认真对待他们对健康的关注和担忧，无论看起来有多荒谬。
> ◆ 对他们所说的不要感到震惊或指指点点。
> ◆ 正常表现即可，不要试图表现得很酷，例如不要因为他们发誓，你就跟着做。

总　　结

　　尽管本章强调了很多在儿童工作中可能出现的困难，要说明的是有关儿童的工作充满了乐趣。尽管父母有时难以应对，但孩子生病时父母感到焦虑却是很自然的，理应被理解和适应。要记住，关注整个家庭是非常重要的，以免兄弟姐妹感觉被排除和忽视。每个孩子的成熟程度都略有不同，因此，同龄的孩子可能有着不同的沟通需求。评定每一个孩子的理解能力，调整提出问题和解释问题的难度，保证父母和孩子都在医疗过程中参与临床决策。

（沈　莹　王　岳　译）

拓展阅读

Mitchell P, Ziegler F. Fundamentals of development: The psychology of childhood. Hove: Psychology Press, 2007.

欢迎访问本书的在线资源中心：www.oxfordtextbooks.co.uk/orc/washer。

参考文献

Aggleton P, Oliver C, Rivers K. Reducing the rate of teenage conceptions. The implications of research into young people, sex, sexuality and relationships. London: The Health Education Authority, 1998.

Bass LW. Cohen RL. Ostensible versus actual reasons for seeking pediatric attention: Another look at the parental ticket of admission. Pediatrics, 1982, 70(6): 870–874.

Christie D, Viner R. Adolescent development. British Medical Journal, 2005, 330(7486): 301–304.

Hart C, Chesson R. Children as consumers. British Medical Journal, 1998, 316(7144): 1600–1603.

Mangione-Smith R, McGlynn EA, Elliott MN, McDonald L, Franz CE, Kravitz R L. Parent expectations for antibiotics, physician–parent communication, and satisfaction. Archives of Pediatric and Adolescent Medicine, 2001, 155(7): 800–806.

McGrath P, Huff N. "What is it?" : Findings on preschoolers' responses to play with medical equipment. Child: Care, Health and Development, 2001, 27(5): 451–462.

Mitchell P, Zeigler F. Fundamentals of development: The psychology of childhood. Hove: Psychology Press, 2007.

Perrin EC, Gerrity PS. There's a demon in your belly: Children's understanding of illness. Pediatrics, 1981, 67(6): 841–849.

Perry J. Communicating with toddlers in hospital. Paediatric Nursing, 1994, 6(5):14–17.

Tates K, Meeuwesen L. "Let mum have her say" : Turntaking in doctor–parent–child communication. Patient Education and Counselling, 2000, 40(2): 151–162.

Windebank K, Spinetta J. Do as I say or die: Compliance in adolescents with cancer. Pediatric Blood Cancer, 2008, 50: 1099–1100.

第 11 章　与有心理健康问题的人交谈

Simon Michaelson, Peter Washer

章节要点：

◆ 讨论与有心理健康问题的人交谈时的一般问题。

◆ 讨论精神病史以及进行精神状况检查时建议使用的问题。

◆ 对如何同有常见精神症状或精神障碍的人交谈给出建议。

◆ 讨论酒精和毒品使用，以及如何引出这些问题。

　　精神疾病非常普遍，在职业生涯的不同场合，你将会遇到很多有心理健康问题的人，不论是精神病性疾病还是普通的非精神病性疾病。例如，近期英国的一项政府调查（Office of National Statistics，2001）发现：

◆ 每 6 人中就有 1 人患有普通的心理障碍，如抑郁、焦虑或者恐惧。

◆ 每 200 人中就有 1 人被认定为可能患有精神病，如精神分裂。

◆ 每 4 个成年人中就有 1 人被认定为有危险的饮酒习惯。

◆ 有相当数量的成年人被认定为酒精和（或）毒品依赖。

　　大多数轻度到中度的精神疾病病人已在初级诊疗机构接受治疗。与以往相比，精神病学的发展越来越倾向于减少住院时间，越来越多的急性或严重精神障碍者在社区接受治疗（Davies，1997）。很多有身体疾病的病人伴有精神障碍，心理健康问题在有的地方很常见，如事故急救部门。在此病人表现出自残，酒精和物质滥用，严重精神病以及很多其他的精神病性问题。

与精神障碍者交谈的一般问题

　　基本上，与有心理健康问题病人交谈时所需要的沟通技巧与任何医学分支领域所需要的技巧相同。你需要用到所有在本书前面章节列出的沟通技巧——积极倾听，注意你自己的和病人的肢体语言，使用合适的提问方式，避免使用术语，回应并跟上他们语言的和非语言的暗示，表示共情等。与之相似，本书讨论过的关于如何谈论性和性行为，如何与患有精神上无法解释的症状以及痴呆的人交谈，以及如何探查文化问题和宣布噩耗等的部分，在精神障碍学的背景下也同样适用。精神病学的治疗目标与其他专业的治疗目标是一致的，都是要通过给予病人机会进行交谈，给予温暖，倾听，并以共情的方式与病人建立融洽的关系。倾听本身就有治疗作用，病人常常表示与医学生的交流对自己是有帮助的。

你自己的安全

尽管人们常常认为有精神疾病的人是很危险的，然而，精神病病人却不常发生暴力。同时，即使是面对非精神病性病人时，病人也可能会出现狂乱或有攻击性，所以要知晓这种可能性，以便降低风险（参见第 13 章 "如何应对愤怒的病人及家属"）。确保有同事知道你和病人的所在地，确保你坐在距离门最近的地方，并且保持门的敞开状态至关重要。要观察能预示病人变得不安的迹象，例如改变姿势、声音变大或者有更多的暴力性言语。如果他们开始恶言谩骂，或者在交谈中话题出现不适当的变化，例如转为暴力或色情的内容。绝不要忽视你的直觉，假如你感到不舒服或者你对情况有任何怀疑，马上离开房间。记住，假如有怀疑，马上走出房间！

　　成功地与精神障碍病人交流需要敏感而灵活的方法。尽快让病人放松是很必要的。从一般信息问题开始，在问具体问题之前建立信任关系。在向精神障碍病人提问的措辞上医学生总是感到有些困难。尽量使用自然的日常用语，例如当想要表达共情的时候：**"这一定很困难。"** 或者，**"我想这对您而言一定很困难吧。"**

　　在普通内科学领域，通常比较容易发现病人的主要症状，但是他们潜在的担忧却可能被隐藏了。在精神病学领域，有些病人最初可能并不会自动地提供相关信息，所以你必须尤其警觉，关注语言和非语言的暗示。因为这些情况对揭示病人的症状、观点、关注和预期，并做出正确诊断至关重要。关注并及时回应非语言的暗示，比如问 **"您刚才好像分心了，有什么困扰吗？"** 可能病人正在听其他声音。要寻找到不协调因素，并向病人反映，例如，**"我刚才注意到当您说分手并没有使您苦恼的时候，您好像要流泪了。"** 同时也要机敏地探查和澄清任何语言的暗示，例如，**"您说的抑郁是什么意思？"** 当病人说他们感到 "妄想偏执" 的时候，通常他们是指自我意识。

　　状况非常糟糕的病人，例如严重抑郁的病人，很难集中精力并很容易疲惫，因此，你需要给他们更多的时间来回应。进行一次会谈有时也是一个难题，例如，一个狂躁的病人会不断地变换话题。在这种情况下，试着说一些这样的话**"这听起来很有趣，但我们过一会儿再回来讨论这个好吗？"**当应对敏感问题时，尽可能地用通俗易懂的方式讲给病人，尽可能地让他们感到舒适，说出更多的信息。例如，**"当人们在重压之下时，用其他方式寻求解脱是很常见的，例如喝更多的酒或是吸食毒品。您有过这种情况吗？"**这表明在他们说出自己的信息后，你不会审判一样对待他们。

询问精神病史及进行精神状况检查时建议使用的问题

　　如何询问完整的精神病史在精神学教科书中有详细的记载（见本章"扩展阅读"）。接下来的部分包含额外的建议，尤其是关于如何组织问题的语言。有效的精神检查是高质量的病史采集和有效的沟通技巧的有机统一。提问的结构和过程与医学会谈（见第 2 章）相同。与普通内科学相比，在一次会谈中你不必做到所有的事，例如你可能说，**"这真的很重要，但是我们无法在一次会谈中谈完，我们能针对这个问题明天再安排一次会谈吗？"**完全按照传统病史的采集顺序并不总是恰当的，例如当某个病人尤其热衷讨论家族问题时，你就可以先记录该领域的问题。

　　总体而言，抓住病人提出的关于精神病或其他重要症状的暗示比在精神状况检查中向他们直接提问更有效率，尽管直接询问可能也是必要的。

精神病史的副标题

- ◆ 病人当前的主诉。
- ◆ 当前病人主诉的病史。
- ◆ 过往精神病史。
- ◆ 过往医疗史。
- ◆ 家族史。
- ◆ 个人经历（包括社会情况）。
- ◆ 法庭历史。
- ◆ 人格（包括酒精和物质滥用）。

记得要以开放性问题开始，让病人在不被打断的情况下说几分钟。当采集精神病史的时候，让病人自然地谈论可能有更多的发现，例如，某个病人可能同时患有严重的抑郁和酒精依赖。出于诊断的目的，找出哪组症状先出现，可以问："**您记得在大量饮酒之前是否感到抑郁吗？或者相反？**"保持好奇对此有帮助，表面上细微的变化，比如某个病人停止看电视，可能是掩饰症状的暗示，例如认为电视是在讨论他们自己的想法。如果被过分直接地询问，很多精神障碍病人会否认精神障碍症状。因此，在采集病史时，关注并回应暗示是非常重要的。

可能的时候，询问病人具体的例子并给予提示，比如"**您还能记得上次发生是什么时候吗？**"如果症状已经持续了很长一段时间，将病人现在的感受和往常的感受进行比较，例如，"**您上次感觉正常是什么时候？**""**和上次您觉得正常相比，您现在感觉如何？**"让病人描述可以引出酒精、物质依赖或者饮食性疾病的典型一天的信息。

当询问病人既往精神病史时，开始时可以这样问："**过去您曾看过精神科医生或者有过任何精神健康问题吗？**"对出现的任何显著问题都应该进行更为细致的探查。躯体性疾病常常伴有精神病性并发症，尤其是抑郁。当询问病人家族病史的时候，不应该问："**您的家族有精神障碍史吗？**"而是问："**据您所知，您的家族中有人看过精神科医生或是有过精神病性问题吗？**"病人常常会谈及某人有过"精神失常"，如果是这样，就要更深入地探查这个问题。

　　无论是成人还是孩子，如果遭受过创伤，尤其是性虐待，通常会处于精神障碍的边缘，例如进食障碍、自残、抑郁甚至精神失常。用提问的方式接近这个领域："**我可以问您有关病情的问题吗？我们对每个人都这么问。**"当询问法庭经历的时候，使用筛选性问题，比如"**您曾在法律上遇到过什么麻烦吗？**"要记住，当你问到关于一个人人格的时候，会有很多需要探查的方面。你可能会问的问题包括"**和别人相比，您怎么看待自己？**""**其他了解您的人怎么描述您？**""**您一般与别人相处得如何？**"以及"**您怎样应对压力？**"

精神状况检查

　　精神病史包括病人症状的发展，但是精神状况检查关注的是当前状态。在精神病学实习过程中，你将会学习到如何进行适当的精神状况检查，这也在课本中有着详细的介绍（参看"拓展阅读"）。基本上，精神状况检查由一系列必要的部分组成，见下框所列。

精神状况检查

◆ 外观和行为
◆ 言论
◆ 态度
◆ 思维形式
◆ 思维内容，包括超价观念、妄想以及自杀 / 嗜杀想法
◆ 不正常观念（包括幻觉）
◆ 认知功能
◆ 自知力

　　一项良好的精神状况检查能够生动地描述当前病人的状况。这对确诊有帮助。例如，在内科病房，严重的震颤性谵妄可能被误诊为非器质性精神疾病。精神状况的显著特征包括意识层面的波动、意识错乱、情绪不稳定、随境转移、错觉以及幻视。

　　精神状况检查中大部分项目是可以在病史采集过程中收集到的。精神状况检查应该限定在对于当前疾病的信息调查，并且在会谈中进行观察。你应该逐字记下病人的重要陈述，如对思维障碍的描述。使用转述和语言引导尤其重要。当病人突然被问到是否听见人声时，他们可能回答：**"您认为我疯了吗？"** 能够开展这些话题的一种方法，包括精神和认知功能，就是用基础性问题来设定框架，比如，**"我需要问您一些问题，有些问题可能不太寻常，它们可能适用或不适用于您，但这些是常规性问题。"** 自知力由很多因素构成，可以对病人提问如下问题来确定，例如**"您觉得您生病了吗？"** 和**"您认为疾病是身体上的还是精神上的？"** 以及他们对于治疗需要和是否会康复的理解。

与患有一般精神障碍的病人交谈

精神病病人

病人通常能够放松地谈论他们的精神病症状，即使医生有时候都不愿意理会病人对精神症状的担忧（McCabe 等，2002）。当询问精神病时，使用过滤性问题来辨认任何可能可以跟进的线索，例如，**"您曾感到有什么不寻常的事发生吗？""您周围有没有奇怪或是不寻常的事？""您是否曾感觉到人们在玩花招或是捣鬼？"**

一旦线索有了下文，就要提出更多具体的问题，例如，"您是否曾感觉到人们试图伤害您？"或者，"您有没有感觉到被监视或跟踪？"你不应该同病人的错觉进行争论，但同时你也不应认同。允许他们全面而开放地谈论这些不正常的信念，让他们知道这些想法带来的痛苦，以此与其产生共情。比如，**"我想有这些经历一定很可怕。"**或者，**"您一定对此感到很恐惧。"**

对精神病病人的提问

（以及他们遮掩的事情）

- 您是否曾感觉到您好像正在从电视机、收音机和报纸上到信息一样？——牵连观念
- 您是否曾感觉到思想被干预？——思维论断
- 您是否曾感觉到别人能读取您的思想，或者您的心思能被别人看穿？——思维传播
- 您是否曾感觉到思想被从头脑中取走？——思维被夺

◆ **您是否曾感觉到人们向您的头脑中灌输思想？** ——思维插入
◆ **您是否曾感觉到自己以某种方式被控制，像个傀儡？** ——被动性

　　很容易错误地假设思维干预和控制是存在的，例如：
　　"您是否曾感觉到被控制？"
　　"被政府控制。"
　　如果更进一步追问：
　　"您说的政府控制是什么意思？"
　　"好吧，如今只要他们不通过法案你什么都不能做，你甚至不能在公共场合吸烟。"
　　评估病人信念的强度以评估是一个固定的错觉还是过度放大的观点是很重要的。有用的问题包括：

◆ **"您十分确定 X 是真的吗？有没有可能是您误解了呢？"**
◆ **"假如有别人对您这么说，您会怎么理解？"**

当病人说他们听到声音时

　　关于声音，需要知道很多重要的特征。一些病人不会自发地汇报自己听见声音，但是可能描述有人谈论他们，这就需要探查。
　　过滤性问题可以是：

◆ **"当您周围没有人的时候，您是否曾听到噪声或是人的声音不知从何处传来？"**
　　如果是：

◆ **您能多说一些关于您听到的声音吗？**
　　更多具体的问题包括：

◆ **他们在说什么？**

- "是只有一个声音还是有很多声音？"

- "您能认出这些声音吗？"

- "他们是在和您交谈，就像是我和您交谈这样，还是谈论您，就好像您不在那儿一样？"——第二或是第三人称。

- "他们可能来自何方？"

- "他们是从您脑子的内部出现还是从外界传来？"——假性幻觉 VS 幻觉

- "他们是真的吗？或者您感觉他们是您的一部分吗？"幻觉 VS 假性幻觉

- "他们在那里多长时间了？"

- "您在特定的场合听过他们吗？"

- "他们是如何影响您的？"

- "您是否曾经听过您自己的思想大声说话？"——思维回声

- "那些声音是否让您做什么？"——命令性话语

　　如果是，然后问：

- "他们建议您做什么？"

- "他们是否曾经让您做坏事，比如伤害自己或是伤害别人？"

- "您是否感觉到自己必须做这些事？"

与抑郁病人交谈

　　如果病人谈及感到抑郁，应该对病人进一步探查抑郁的严重程度和方式，包括频率和持续时间，以区分普通意义上的悲伤和临床意义上的抑郁。要考虑到抑郁症可能通常只表现为身体的症状和焦虑。在临床诊断上抑郁的两个主要症状是显著的压抑情绪以及对日常活动普遍缺乏兴趣。一个常规问题"您对什么感兴趣？"可能使病人感到困扰，可替换成另一个更好的问题"和过去相比，您享受的事情多吗？"

对抑郁的具体生物学症状需要探查，包括睡眠和食欲。最好尝试将问题融入到一个自然的对话中，而不是一个又一个地问封闭性问题。连续的问题会导致病人给出更简短的回答。

现举一个封闭性问题的例子：

"您睡得好吗？"——封闭性 / 诱导性提问。

"不太好。"

"您入睡有困难吗？"

"是的，需要过好大一会儿才能睡着。"

"多久？"

"一到两个小时"

下面的提问更有效：

"听起来您感到压抑有一段时间了，抑郁在其他方面对您有影响吗？"

"是的，我睡眠很糟。"

"您能说说晚上睡觉时发生什么吗？"

"好的，开始入睡时要花一到两个小时，之后每一个小时左右醒一次。"

评估自杀风险

对所有抑郁的病人以及其他患有严重精神疾病的病人都应该进行自杀风险的评估。你不应害怕直接谈论自杀。过去曾有观点认为提问会向头脑中植入原本不存在的想法。实际上，如果病人真的想要自杀，他们常常希望有机会谈论它。通常对此的询问都显得有些迟钝，例如**"您想要自杀吗？"**更好的做法是问一系列谨慎的问题。这个敏感的领域可以用一些"正常化"的问题引入，**"这是常规问题，我们会问每一个人。"**这与病人的感受紧密相关，例如，**"考虑到您近期感到的抑郁程度，您是否感**

觉到它是如此之糟糕，以至于您认为不值得活下去？"

接下来的问题应该从以下对话中选取：

◆ **"您怎样看待未来？"**

◆ **"您是否感到没有希望？"**

◆ **"您是否曾感觉好像不想继续坚持？"**

◆ **"您是否有时感觉早上不想醒来？"**

如果是，接着问：

◆ **"您能再多谈谈这些感受吗？"**

◆ **"您是否曾想过伤害自己？"**

如果病人有具体的想法，接着问：

◆ **"您具体想到什么？"**

◆ **"您是否有计划？"**

◆ **"您进展到什么程度？"**

◆ **"是什么阻止您做这些事情？"**

◆ **"您最近是否尝试过伤害自己？"**

如果答案是肯的，然后问：

◆ **"具体发生了什么？"**

如果病人曾经伤害自己，这就需要全面地进行评估。重要的探查内容包括病人当时的意图，以及在事后的感想，例如他们是因为能生存下来而感到高兴，还是希望当时能成功自杀。

评估对他人的风险

精神病病人对他人可能产生的风险并非一成不变，而是随时变化的。高风险迹象包括反社会人格障碍，酒精和药物滥用，精神病，以及上述任何几种的组合。尤其重要的是病人是否做出威胁性行为，是否有不雅行为，以及他们是否听到命令性声音，是否有迫害妄想和病态嫉妒。对将来暴力风险的最好预测是病人的暴力史。任何有攻击性的行为都需要进行全面研究并记录。内容包括询问他们愤怒的原因，以及他们是否感觉到应该由其他人对他们的问题负责。

与焦虑病人交谈

焦虑症，尤其是无端恐惧症，在很多精神障碍病人中都有体现，无论是主要症状还是继发症状。焦虑和抑郁普遍存在，并且焦虑常常是抑郁的症状表现。

你可以问：

◆ "您是否曾经突然感到焦虑？"

◆ "您能描述一次典型的恐慌吗？"

◆ "当您感到恐慌时，是否曾感到将会有可怕的事发生在您身上？"

询问病人身体表现出来的焦虑症状，如出汗或头晕眼花。这些症状能引起"灾难性的"消极想法，进一步引起新的恐慌。例如：

◆ "当您感到恐慌并且胸部疼痛时，您是否曾感觉到不好的事将要发生在自己身上，比如心脏病发作？"

你也应该询问避免措施，例如：

◆ "焦虑是否使您停止做通常会做的事情？"

创伤后应激障碍病人常常做噩梦并且有幻觉重现，可以用下列问题引出，例如：

◆ "您是否感觉再次经历那次事故？"

◆ "您是否对于那次（袭击／事故）有非常生动的想象，就好像您几乎回

到了那时候一样？"

强迫症是病人感到被迫重复的思想、意向和行为。这些症状可能是原发强迫症的一部分，或者继发于其他病症，尤其是抑郁、精神分裂或器质性障碍。可以通过提问下述问题继续探查：

◆ **"您是否感觉到自己不得不反复地想某些事或者做某些事？"**——强迫性思考和强迫性仪式动作。

◆ **"您是否感到您总是在检查？"**

◆ **"您是否反复洗手？"**

◆ **"如果您尝试抵制这些想法（或规矩），是否担心有不好的事情发生？"**

对所有的症状都可以进行大量的细节性调查。

评估酒精和药物使用

酒精和药物滥用在西方社会普遍存在。当你同病人交谈时，应当时刻保持警觉，不放过暗示，例如反复提到喝酒或者家族酒精和药物滥用史。在精神障碍领域，酒精和药物的使用可能是原发的，或者可能是抑郁或社会焦虑的继发行为。目前药物滥用和精神障碍同时存在的现象更为普遍。

筛查酒精问题

作为标准病史的一部分，应该向所有的病人问及饮酒量。如果病人表示其饮酒量高于规定标准（见第 3 章），就应进一步询问病人饮酒是否是个问题。让病人描述典型的一天是有用的问询方式。最广泛使用的临床酒精调查问卷是 CAGE 问卷（见下）。该问卷用于调查酒精依赖性而不是危险性饮酒方式（Alcohol Concern，2001）。对于酒精依赖症状应该进一步询问，包括戒断反应和耐受性。

CAGE

C　您是否曾感到应该减少（cut，C）饮酒量？

A　人们是否曾批评你喝酒，而这使您感到恼怒（Annoyed，A）？

G　您是否对饮酒感觉不好或是有负罪感（Guilty，G）？

E　您是否曾经每天起床后首先喝酒，作为"醒眼酒"（Eye opener，E），以使您精神稳定或解除宿醉？两个以上肯定的回答可以认为是阳性结果，这表示有必要进行进一步调查（Alcohol Cocern，2001）。

与吸毒者交谈

　　吸毒者经常受到医疗专业人士的不良对待，这种行为被医学生当作"隐藏课程"而在不经意间学会。例如，存在酒精依赖的病人会周期性地得到药物以缓解戒断反应，毒品使用者的症状报告常常受到质疑，用于治疗戒断反应的药物也被扣留。当谈论毒品使用时，很容易听到病人自我防卫的论断。尝试并且要清楚自己在调查中的态度。在知道毒品使用者本身细节性病史的同时，别忘了考虑到对使用者的生活和周围其他人造成的影响，并且主动变换问题，比如**"您能展示一下您典型的一天吗？"**以及**"这给您带来了什么问题？"**

总　　结

　　正如本章所表示的，尽管你对精神病学的知识大多来自精神障碍学的实习课，但是在你临床训练的过程中总是会遇到精神障碍病人。成功地与精神病病人沟通的关键包括允许病人讲述他们的故事，同时运用良好的沟通技巧和病史采集技术，同时也要关心、敏感并表达共情。

（李梦冉　王　岳　译）

拓展阅读

Aquilina C, Warner J. A guide to psychiatric examination. Knutsford UK: Pastest, 2004.

Lewis S. Guthrie, E. Master medicine: psychiatry: A clinical core text with self assessment. Oxford: Churchill Livingstone, 2002.

Stringer S, Church L, Davison S, Lipsedge M. Psychiatry PRN — Principles, reality, next steps. Oxford: Oxford University Press, 2009.

欢迎访问本书的在线资源中心：www.oxfordtextbooks. co.uk/orc/washer。

参考文献

Alcohol Concern. Screening tools for healthcare settings. London: Primary Care Alcohol Information Service, 2001.

Davies T. ABC of mental health: Mental health assessment. British Medical Journal, 1997, 314(7093): 1536–1539.

McCabe R, Heath C, Burns T, Priebe S. Engagement of patients with psychosis in the consultation: Conversation analytic study. British Medical Journal, 2002, 325(7373): 1148–1151.

Office of National Statistics. Psychiatric morbidity among adults living in private households. London: HMSO, 2001.

第 12 章　如何告知病人病情以及不确定性问题

Peter Washer

章节要点：

◆ 描述如何用最好的方法解释医疗信息。

◆ 讨论答案不明时你该说些什么。

◆ 描述医疗不确定性的不同类型以及如何与病人探讨这些问题。

◆ 讨论补充和替代医疗的相关问题。

医科教育非常重视教授医学生看病历的能力。在病历上你能看到病人的基本情况和治疗进程。但是，医疗谈话的第二部分，包括医生告知病人病情，解释诊疗结果和治疗方法，做决定，以及在协商之后确定治疗方案等，在医科教育中却被忽视了（Elwyn 等，1999b）。调查表明，医生缺乏在信息沟通方面的技巧。举例来说，在丹麦的一项研究中，调查员挑选了 22 名即将毕业的医学生和 23 名很有经验但却没有受过沟通技巧训练的专科住院医生，分别模拟医疗谈话并进行比较。结果表明，两组都缺乏信息沟通的技巧，都是"以医生为中心"的模式在传达信息，而丝毫没有顾及病人的理解、想法和情绪（Aspegren 和 Lonberg-Masden，2005）。

或许在医学教育中，更重视收集信息而不是传达信息的原因之一是：作为一名医学生，向病人传达信息并不是你的分内之事。作为一名医学生，你是这样被教育的：当有病人向你询问病情时，你会建议他们去询问专家。但是，你会发现，**"对不起，我只是个医学生"** 这句话是有使用期限的。那就是当你真正成为一名医生时，你就不得不向病人解释诊断结果、治疗方法、预后，以及回答他们的问题。你还要确保他们能听懂你说的话。因此，本章的第一部分将介绍几种向病人传达信息的方法。后面的章节将介绍医疗过失、医疗风险、通知噩耗，以及如何在特定场合中告知病人病情。

播客

专业的角度

"三年半以前，你从一名医学生成为了一名医生。这个过程是怎样的？"

"这是一次非常艰难的转变。因为我根本就没有准备好。当我还是医学生的时候，我感觉自己更像是团队中的一员，但当我真正成为一名医生时，我感觉是一个人在战斗。我要自己做决定，处理与家属之间的关系。这些都是现实，并不是在演戏。"

播客：Kitty Mohan，*初级医生*

从医学生到医生所要面临的另一个难题就是如何处理不确定性。本章的第二部分将讨论医学不确定性的几种类型，比如有些病人的症状不能用医学术语表述，一些病人使用替代疗法等，并给出一些与病人探讨不确定性问题的建议。

如何解释医学信息

尽管本书已提到多次，但还是要强调：在告知病人病情并进行解释时，一定要避免使用医学术语，要将医学术语和概念转化为病人能听得懂的语言。

> **播客**
>
> ### 亲属的角度
>
> "您说您不理解医生所说的话，这具体是什么意思？"
>
> "我的意思是，大部分时间他们都在说术语和行话。这对一个外行人来说，跟什么都没说一样。"
>
> "那也就是说当医生用医学术语和医学概念时，即使听不懂，您也不会再让他们解释，是这样吗？"
>
> "当然不是，有时我自己琢磨他们在说什么，想着也许他们说完之后我能听懂一些。但有时候他们用我完全听不懂的术语讲，就算我再问他们，他们说的还是一样的东西。"
>
> 　　　　　　　　　　　　　　播客：Alice，配偶的照料者

有时你会提前知道你需要告知病人病情，比如说你要告知他们检查的结果。如果时间允许的话，提前想一想你要说什么，怎样解释专业术语。想一想你要如何回答他们可能提出的问题，譬如，他们会问：**"这疼不疼？""我能痊愈吗？""会不会留疤？"** 尤其要想一想那些你不知道或不确定答案的问题，你要怎样回答（见下）。

　　大多数情况下，在你传达信息或开始解释之前，你应该问问病人到目前为止对自己的病情了解到了什么程度，对会诊抱有什么期望。但也有一些例外情况，你可以开门见山地告知病情。譬如，一个病人来拿检查结果，他可能非常焦虑，不愿意听到太多铺垫。在这种情况下，你就可以直接说**"您上周某某检查的结果已经出来了……"**（如果是噩耗的话，你要紧接着敲个警钟）。

　　有时一些方法能帮助你在开始时就把握整个会诊流程。告诉病人你要解释什么问题，并提出一些有帮助的建议，或者鼓励病人在听不懂时及时打断你并进行询问。但仍要记住，隔一段时间就要停下来问问他们有没有问题，这被称作"分段检查"。意思是将你所要说的话分成小段，然后每完成一段，都要停下来询问病人是否能听懂，然后再继续。另外，有些病人更容易理解写在纸上的信息，那么你可以用表格、图画，或者其他与病人信息相关的形式，如小册子，来帮助他们理解。

　　你需要记住：当病人处于抑郁或焦虑状态时，可能会听不进你说的话。那么你就要细声慢语地向他们解释，问一问他们还想不想听下去。密切关注病人做出的一些暗示，并及时进行回应。如果病人处于不安状态，那么你就要想一想按照他们现在的情况，需要对病情理解到什么程度。可能在一次谈话中，讨论到所有信息并不是很有效，对病人也不一定是好事，这样你可以安排下次会诊。同样，你也要考虑到社会支持，就是说他们回到家后会再谈这些事吗？你可以询问他们，**"您和谁同住？""您愿意下次来的时候与他（她）一起来吗，这样我可以进一步解释你的病情。"**如果答案是肯定的话，你可以继续问：**"您想让我跟您的家人／朋友解释一下您的病情吗？还是先由您来跟他们说？"**

　　记住，病人可能会忘记问一些重要的事情，或忘记你跟他们说过的内容，还可能在会诊之后又有新的问题。那么你就要告诉他们：**"我敢肯定您之后还会有很多很多问题要问，您可以把这些问题记下来，我们下次再谈。"**

在谈话的最后，要再次重复、解释，以确定他们理解了谈话内容。总结一下要点，可以做一个口头的内容大纲，并再次询问他们是否有遗留问题。最后，以接下来的计划做结论，一般要安排下次会诊，但也可能病人还需要回到候诊室等护士叫他们，等等。如果场合合适，你可以问问他们怎么回家，在交通方面是否需要你的帮助。如果需要的话，告诉他们你的联系方式。

在告知病情方面，第 3 章提到的卡尔加里·剑桥指导（Calgary-Cambridge guide）也可能会对你有帮助。你可以通过与这本书相关联的在线资源中心找到这个指导。

答案不明时你该说些什么

医学生总是认为病人和家属想了解详细的医疗信息，但实际上，当他们询问时，他们想要得到的，其实是一些安慰。在没有越界的情况下，你可以给他们一些宽慰。但是，你要避免空洞或错误的安慰，譬如，你不能说**"我肯定您会好的"**，即使这是病人非常想听到的话，也是你非常想对他们说的。作为一名医学生或医生，你完全可以换一种方式安慰他们。这里有几个例子：

> **宽慰语**
>
> "您来就诊 / 叫了救护车，做得很好。"
>
> "您来这里是正确的。"
>
> "这里有很多专家，他们会查清您的病因，并尽力帮助您。"
>
> "我们将竭尽所能来帮助您。"
>
> "我是一名医学生，我并不是向您解释信息的最佳人选，但是……"
>
> "我看得出来，您很焦虑 / 担心 / 不安……"
>
> "我肯定医生会察觉到您的想法，会过来跟您聊聊的。"
>
> "会有医生尽快过来的。"
>
> "某某医生是非常好的医生。"
>
> "现在还说不清病因，我们需要做更多的检查来确诊。"
>
> "可能会有点儿疼，但忍一下就过去了。如果太疼的话，就告诉我，我会及时停下来，等你准备好再继续的。"

医疗不确定性的不同类型

20 世纪 50 年代，康奈尔大学医学院进行了一次关于医学生社会化的研究工作。这项研究在当时影响很大，在今天看来，仍然有借鉴意义。在这项研究中，福克斯（Fox，1957）举出了医疗不确定性的三种不同起源：

◆ 第一项，是医学生自身知识的局限性。

◆ 第二项，是医学知识的局限性。

◆ 第三项，是在区别以上两种局限性上面临的挑战。

福克斯描述了学生是怎样通过医学训练来采用不确定性的方法。从学生们接受自身知识的局限性到接受医学领域的局限性，直到他们拥有医生那种特定的风格，并认识到即使他们并没有十足的把握，也要表现出自信，这是很重要的。

最近，一项由加拿大人开展的研究进一步完善了这个框架。在这个研究中，增加了以下几种不确定性的来源（Lingard，2003）：

- ◆ 证据的局限性（比如在确诊时）。
- ◆ 无限的可能性（一切皆有可能）。
- ◆ 病人表述的局限性。
- ◆ 专业分歧的局限性（医生可能意见不统一）。
- ◆ 科学知识的局限性（仍存在一些未知的领域）。

接下来，本章将检验医疗不确定性的这些不同的方面，尤其是病人的症状不能从医学角度解释，以及病人寻求替代医疗或传统医疗等问题时。

很多时候，病人最初的症状并不是医学性的，而是社会性或心理性的，因此，并没有明显的症状或体征用以确诊（Bligh，1999）。然而，由于生理性疾病会引起关心和同情，但心理性疾病被认为是可控制的，因此，病人不但不会博得同样的关心和同情，甚至可能引起医生的愤怒（Kirmayer 等，2004）。譬如，挪威的一项研究调查了886名医学生和医生，让他们以疾病的影响为标准为不同的疾病划分等级。结果表明，医学上复杂、急性、可扩散的疾病被划分为高影响疾病，尤其是当病人以年轻人或中年人为主时。这些高影响疾病包括心肌梗死、白血病、睾丸癌以及脑肿瘤。没有这些所谓的"客观诊断标志"的疾病通常被认为是低影响疾病，包括无节制的生活方式、肝硬化、抑郁、精神分裂症、神经性厌食症以及焦虑症（Album 和 Westin，2008）。

医学上不能解释的症状——躯体化

压力大时，有些人往往会酗酒、吸烟或吸毒。有些人不开心时会吃东西来聊以慰藉。还有一些人在有压力时，会主观上感觉自己生病了。实际上，这就是心理上的痛苦在生理上的表现。在情绪谱的一端，这被称作"健康焦虑症"。这是正常的压力反应。当压力消失时，这些生理症状也会随之消失。"健康焦虑症"常常会引起医学上的关注，但是医生并不能对比给予病人合适的安慰。很多医学生第一次接触重病病人时的确会有这种应激反应，并会说服自己有相似的疾病（Barsky，1988）。

在情绪谱的另一端，是心理社会方面的痛苦表现为生理症状，这被称作"躯体化失调"。在这种状态下，他们的臆想几乎已经成为一种生活方式。他们坚信自己患有重病，并且症状已经不能用医学解释。他们对自己的健康极其忧虑，他们与医生之间的关系也不融洽（Barsky，1988）。在 WHO 颁布的《国际疾病分类》（ICD-10）中是这样定义"躯体化失调"的："尽管不断地发现否定的结果，并且医生安慰病人并没有生理基础，但病人仍有反复的生理症状，并持续地要求进行医学检查"（Rosendal 等，2005）。

但是，"躯体化"这个词的使用范围很广，它指的并不是精神疾病，而是用来指代不能解释的临床症状（Gill 和 Sharpe，1999）。这些病人经常有比较模糊的症状，如紧张性头痛、慢性疲劳和无法解释的慢性疼痛，这些并不能算作可以诊断的生理疾病。当然，医学上不能解释的疾病可能存在器官上的病因，这些病因由于很难诊断还未被人们发现，如系统性红斑狼疮（Stockl，2007）。病人的症状目前无法用医学解释的现象在临床中是非常普遍的。据统计，15%~66% 前来就诊的病人都属于这种情况（Epstein 等，1978; Rosendal 等，2005）。

医生常常给这些病人贴上不好的标签。譬如英国医生常会用"不易相处"或"心情沉重者"来形容他们，而美国医生常会说"老朽的人""洞穴怪物""笨蛋"或"胡搅蛮缠的人"（意思是请离开我的急诊室）。然而，这些标签描述的是医生的情绪反应，而不是病人的普遍特点。这些病人被认为是粗鲁的，具有侵略性的。他们可能会要求看医生的执照或证书，而不尊重医生的知识，挑拨医生与医生之间的关系，通常会导致医患关系紧张或崩溃（McDonald 和 O'Dowd，1991）。医生对这种病人的厌恶通常会被传递到其他人（O'Dowd，1988），医学生很快学会了这种潜规则。医生的这种"防御机制"似乎是可以理解的，尤其是全科医生。他们要处理无数病人无休止的抱怨。这个问题并不是靠医学手段可以解决的，问题的根源在于医生自己生活中也存在不顺利。

从医生的角度上来看，通常的"心情沉重"病人其实并没有患病，他们不过是浪费时间或装病以逃避工作。但是，通过对英国、美国和斯堪的纳维亚的 34 项研究的系统回顾，发现这些病人有多种复杂的问题。其中包括慢性生理性问题，有或没有社会问题和精神问题，尽管他们自己不认为有精神上的问题。有这些问题的女性病人更多一些，当然这也反映出女性的就诊率普遍高于男性。这些问题还发生在单身人士、贫困、失业人群以及婚姻破裂的人身上。就诊频繁的人通常接受过医疗诊断，并且有不健康的生活方式，尤其是有酗酒问题（Gill 和 Sharpe，1999）。独居与躯体化的相关性尤其显著。在当今西方社会，不稳定的家庭结构以及分裂的社会关系已成为其一大特征。比如说，以前孩子结婚后仍与年迈的父母同住，现在这种情况很少见。如果病人是独居，或者不能从同居者处得到反馈，病人便会经常这样想：**"今天感觉不舒服，我是不是有慢性疲劳症状？"**却没有人安慰他们：**"不，你不过是没有休息好"**（Shorter，1992）。

与躯体化病人交谈

病人"患病"（自己臆想患病）时，他们的症状可能因为心理上的刺激而加重。当医生发现器官性的病因时就会给他们"确诊"。但是，可能有些疾病并没有表现出疼痛或症状（比如癌症早期）。同样，也有可能有些小病小痛并不是因为存在潜在的疾病。应当将这样的病人与装病的人区别对待，比如，那些假装背部疼痛想请假的人。躯体化病人描述的病痛并不是他们想象出来的，而是他们真正感觉到的，并且他们还要忍受因为成为"心情沉重者"而受到的道德谴责。后果之一是他们在得到医疗保健和介入治疗后会变得更加精力充沛。他们通常为了看医生或寻求替代医疗而不再购物（Epstein 等，1999）。在相同的医疗环境中，医生和病人都认为精神病并不是器官功能疾病，因此，病人并不认为自己需要接受精神治疗，但同时他们又总是要求做医学检查（Showalter，1997）。

那么，要想从这种相互指责、充满敌意的僵局转变成与病人进行沟通，最好的办法是什么呢？研究建议：

◆ 患有医学上不能解释的症状的病人会向全科医生暗示他们的心理需求。他们希望从医生那里得到精神上的支持，而不是效果不明的身体上的干预治疗（Salmon 等，2005）。

◆ 医学上对身体的解释与病人对此的基本了解被认为是一致的，因此，这就会让病人认为自己可以处理好疾病的痛苦并不被责怪，这让他们感到很满意（Salmon 等，1999）。

◆ 当身体状况和文化意义上的痛苦被确认后，大多数病人会认为压力和情绪对他们的身体状态有影响。多关注那些能加重症状的心理和社会因素，或许能为行为医学干预提供一种提高病人适应性的方法（Kirmayer 等，2004）。

◆ 医生应当努力与病人之间建立信任，尤其是那些认为被医生忽视和抛弃的病人。一种可行的办法就是讨论一些话题，例如饮食方式、心理治疗、放松技巧、按摩以及锻炼等。只要病人对这些话题没有表现出冷淡，这种方法还可以继续作为一种辅助疗法。矛盾的是，适度的承诺会让病人更满意，对他们的健康也是有一定好处的（Epstein 等，1999）。

补充和替代医疗

　　并不是所有患有医学上不能解释的症状的病人都会进行补充和替代医疗（complementary and alternative medicine，CAM）。同样，也并不是所有接受补充和替代医疗的病人都有医学上不能解释的症状。举例来说，补充和替代医疗被广泛地应用于艾滋病和癌症的治疗。但是，很多病人在尝试过各种传统药品后，或者由于他们对主流医学的医生不能充分解释自己所患疾病而感到不满，遂选择使用补充和替代医疗。的确，很多传统医生接受补充和替代医疗的训练，并转而从事这方面的工作。他们对这种"客观的"科学药品感到不满意，认为这是支离破碎的（Shohet，2005）。这种看法似乎也是合理的，因此，下面我们将讨论由替代医疗引发的问题。

　　补充和替代医疗如今在全球盛行。在欧洲国家，如法国、比利时、德国和丹麦，近 50% 的人都接受过补充和替代医疗；而在澳大利亚、美国和加拿大，这个比例高达 70%。WHO 的一项回顾调查发现，补充和替代医疗的全球市场价值已经超过了 600 亿美元。在英国，1/10 的英国人会每年接受补充和替代医疗的例行检查。从事这种医疗服务的人在 2005 年时已经达到 4.7 万人，比英国的全科医生人数多 1.2 万人（Shapiro，2008）。

　　在西方的生物医学模式中，医生诊断疾病是通过病人关于疾病的经历，即他们的症状和体征。这一模式从人文角度讲是很独特的。而且，更重要的是，它既顾及了病人，也顾及了医生。这一模式潜在的假定是，器质性疾病比心理性疾病更加真实、显著并值得关注（Kleinman，

Eisenberg 和 Good，1978）。与之相反，补充和替代医疗从业者在诊疗时更注重病人的感觉。他们常常会用病人能听懂的语言解释他们的疾病，譬如，他们会用环境因素进行解释。接受补充和替代医疗的病人越来越多地参与到治疗中来，并且就诊的时间相对较长，这也是他们选择补充和替代医疗的原因（首诊长达 1 小时，而就诊于全科医生时只有 7 分钟左右）（Zollman 和 Vickers，1999a）。

补充和替代医疗的功效

Edzard Ersnt 教授是一位医学博士，他曾经在顺势疗法方面受过训练并进行过实践，现在是埃克赛特大学补充和替代医疗领域的教授。在他和一位科学作家 Simon Singh 写的书《疗法还是戏法》（*Trick or Treatment*）中回顾了关于补充和替代医疗的上百篇科学论文。他们的结论涉及补充和替代医疗的四条主线——针刺疗法、顺势疗法、脊椎按摩疗法和草药治疗。他这样写道：

尽管有实验证据表明针刺疗法会对某些疼痛和恶心产生缓解作用，但在其他情况下却没有医疗效果。顺势疗法似乎也只是给病人一个幻想。脊椎按摩疗法在治疗背部疾病上能与理疗医生较量，但在其他方面却疗效甚微。草药治疗倒是给出了一些很有意思的药材，但有些药材在使用上还是存在风险的。

Singh 和 Ernst（2008，p.219）

为什么医生需要与病人讨论补充和替代医疗

虽然从生物医学的角度上来看，很多补充和替代医疗的疗效是存在质疑的，但是一定不能忽略那些提及相关话题的病人。一些想接受补充和替代医疗病人的潜在动机仍需探究。比如说，他们可能难以接受传统医疗方法带来的副作用，或者对自己的疾病不能适应。与其从原则上摒弃补充和替代医疗，医生不如多倾听、支持病人的选择，并给出在风险上最小的建议，这样的医生更可能让病人减少具有辐射的治疗（Tovey 和 Broom，2007），并成功地鼓励病人适当使用补充和替代医疗，把它当作辅助治疗，而不是完全取代传统的治疗方法（Zollman 和 Vicker，1999b）。

　　另一个需要与病人沟通的重要原因就是：补充和替代医疗可能与传统医疗相互作用而产生危险。很多人误以为草药是纯天然的，所以就是安全的。很显然，事实并非如此——很多植物本身就是有毒性的。最具权威的关于不同的草药相互作用的信息是关于贯叶连翘和华法林阻凝剂（Fugh-Berman 和 Ernst，2001）。贯叶连翘也会与地高辛、茶碱、环孢霉素、HIV 蛋白酶抑制物、抗痉挛药和口服避孕药发生反应。尽管如此，一些研究发现，很少有医生会将补充和替代医疗的使用情况记录在病案中（Cockayne，Duguid 和 Shenfield，2004; Constable，Ham 和 Pirmohamed，2006）。认为补充和替代医疗的使用是自然的、安全的，这是错误观念。它产生的另一个后果就是，病人不会想到某些副作用是由于使用草药造成的，因而不会告诉医生他使用了草药（Barnes，2003）。因此，一定要特别警告病人，这种将补充和替代医疗与传统医疗混用会有一定的风险（De Smet，2006）。

　　询问病人对补充和替代医疗的使用时可能会用到的问题（Zollman 和 Vicker，1996）：

◆ 医疗行为

　　○ **您以前尝试过其他疗法吗？**

　　○ **您见过补充和替代医疗被用于此类问题吗？**

　　○ **您尝试过改变饮食习惯来改善病症吗？**

　　○ **您试过中药或自然疗法吗？**

◆ 医疗态度

　　○ 您希望补充和替代医疗能有什么样的效果？

　　○ 是什么原因让您尝试补充医疗？

◆ 沟通和合作

　　○ 您介意我向您的理疗师询问您的治疗进程吗？

总　　结

　　医疗会诊的后半部分是病人了解自身病情的时机。作为一名医学生，你不允许向病人传达信息，但这会让有些人产生这样的误解：一旦成为真正的医生，你就会有能力回答病人的所有问题。最难教给医学生的观念就是，医学上的不确定性要远超过你的想象。当成为医生时，你就会发现，对于病人的病症往往没有一个彻底的解决办法。作为医生，带给病人安慰和支持与用药物治疗同样重要。你需要正视不确定性，同时确定你所掌握的情况，以及你应该怎样帮助病人。

（韩明月　王　岳译）

拓展阅读

欢迎访问本书的在线资源中心：www.oxfordtextbooks. co.uk/orc/washer。

参考文献

Album D, Westin S. Do diseases have a prestige hierarchy? A survey among physicians and medical students. Social Science and Medicine, 2008, 66: 182–188.

Aspegren K, Lonberg-Masden P. Which basic communication skills in medicine are learnt spontaneously and which need to be taught and trained? Medical Teacher, 2005, 27(6): 539–543.

Barnes J. Quality, efficacy and safety of complementary medicines: Fashions, facts and the future. Part II: Efficacy and safety. British Journal of Clinical Pharmacology, 2003. 55: 331–340.

Barsky AJ. Worried sick: Our troubled quest for wellness. Boston and Toronto: Little, Brown and Company, 1998.

Bligh J. Persistent attenders and heartsink. Medical Education, 1999, 33(6): 398.

Cockayne N, Duguid M, Shenfield G. Health professionals rarely record history of complementary and alternative medicines. British Journal of Clinical Pharmacology, 2004, 59(2): 254–258.

Constable S, Ham A, Pirmohamed M. Herbal medicines and acute medical emergency admissions to hospital. British Journal of Clinical Pharmacology, 2006, 63(2): 247–248.

De Smet P. Clinical risk management of herb–drug interactions. British Journal of Clinical Pharmacology, 2006, 63(3): 258–267.

Elwyn G, Edwards A, Kinnersley P. Shared decision-making in primary care: The neglected second half of the consultation. British Journal of General Practice, 1999b, 49(443): 477–482.

Epstein RM, Quill TE, McWhinney IR. Somatization reconsidered: Incorporating the patient's experience of illness. Archives of Internal Medicine, 1999, 159(3): 215–222.

Fox R. Training for uncertainty. // Merton R, Reader G, Kendall P(Eds). The student physician: introductory studies in the sociology of medical education. Cambridge, Massachusetts: Harvard University Press, 1957.

Fugh-Berman A, Ernst E. Herb–drug interactions: Review and assessment of report reliability. British Journal of Clinical Pharmacology, 2001, 52, 587–595.

Gill D, Sharpe M. Frequent consulters in general practice: A systematic review of studies of prevalence, associations and outcome. Journal of Psychosomatic

Research, 1999, 47(2): 115–130.

Kirmayer L, Groleau D, Looper K, Dao M. Explaining medically unexplained symptoms. Canadian Journal of Psychiatry, 2004, 49(10): 663–672.

Kleinman A, Eisenberg L, Good B. Culture, illness, and care: Clinical lessons from anthropologic and cross-cultural research. Annals of Internal Medicine, 1978, 88(2): 251–258.

Lingard L, Garwood K, Schryer C, Spafford M. A certain art of uncertainty: Case presentation and the development of professional identity. Social Science & Medicine, 2003, 56(3): 603–616.

McDonald P.O'Dowd T. The heartsink patient: A preliminary study. Family Practice, 1991, 8: 112–116.

O'Dowd T. Five years of heartsink patients in general practice. British Medical Journal, 1988, 297: 528.

Rosendal M, Fink P, Bro F, Olesen F. Somatization, heartsink patients, or functional somatic symptoms? Towards a clinical useful classification in primary health care. Scandinavian Journal of Primary Health Care, 2005, 23: 3–10.

Salmon P, Peters S, Stanley I. Patients' perceptions of medical explanations for somatization disorders: Qualitative analysis. British Medical Journal, 1999, 318(7180): 372–376.

Salmon P, Ring A, Dowrick C, Humphris G. What do general practice patients want when they present medically unexplained symptoms, and why do their doctors feel pressurized? Journal of Psychosomatic Research, 2005, 59: 255–262.

Shapiro R. Suckers: How alternative medicine makes fools of us all. London: Harvill Secker, 2008.

Shohet R. Passionate medicine: Making the transition from conventional medicine to homeopathy. London and Philadelphia: Jessica Kingsley Publishers, 2005.

Shorter E. From paralysis to fatigue: A history of psychosomatic illness in the modern era. New York: The Free Press, 1992.

Showalter E. Hystories: Hysterical epidemics and modern Media. New York: Columbia University Press, 1997.

Singh S, Ernst E. Trick or treatment: Alternative medicine on trial. London: Bantam Press, 2008.

Stockl A. Complex syndromes, ambivalent diagnosis, and existential uncertainty: The case of systemic lupus erythematosus (SLE). Social Science and Medicine, 2007,65, 1549–1559.

Tovey P, Broom A. Oncologists' and specialist cancer nurses' approaches to complementary and alternative medicine and their impact on patient action. Social Science and Medicine, 2007, 64: 2550–2564.

Zollman C, Vickers C. ABC of complementary medicine: Complementary medicine and the patient. British Medical Journal, 1999a, 319(7223): 1486–1489.

Zollman C, Vickers C. ABC of complementary medicine: Complementary medicine and the doctor. British Medical Journal, 1999b, 319(7224): 1558–1561.

第13章 浅论医疗过错，解决投诉问题

Peter washer

章节要点：

♦ 指明医疗差错与医疗事故（不良事件）的普遍性。

♦ 解释提高病人就医安全的举措。

♦ 描述病人及家属的恼怒情绪的原因及处理方法。

♦ 描述在病人或家属投诉时如何应对。

医疗过失与医疗不良事件的普遍性

任何领域的工作人员都难免会出现差错，医疗界也不例外。即使医疗服务达到了世界最佳水平，也不能避免医疗过失的发生。其中一些医疗过失并不会给病人造成伤害。然而，有的医疗过失却会造成医疗事故——由误诊或治疗本身所造成的人体伤害。当医疗差错对病人造成伤害时，则称为"不良事件"。这一术语首先出现于药理学，指意外的或危险的药品不良反应。在更广泛的医学范畴里，"不良事件"引申为"医

疗干预或医疗疏忽而非病人自身潜在状况所造成的人体伤害"（Kohn 等，2000）。一项研究回顾了伦敦两家急诊医院的 1014 份医疗和护理记录。结果表明，有 110 位（10.8%）病人曾遭受不良事件的伤害；若将多重不良事件也算入其中，则其发生比例可达到 11.7%。其中 1/3 的不良事件造成的不良后果为从中度残疾到死亡不等；约一半的不良事件在一般的医疗标准下是可以避免的。美国和澳大利亚的其他研究显示，3.7%~16.6%的病人曾经历过不良事件（Vincent 等，2001）。

　　然而，要精确地对不良事件的普遍性进行描述是比较困难的，有以下两个原因：

◆ 不良事件的定义中未给出确定的评定标准（Vincent 等，2001）。

◆ 人们通常认为的"不良事件"，如药品管理差错、在错误部位实施手术等，在急诊部门颇为常见。

　　在慢性病方面，关注的焦点在于预防或延缓疾病的不良发展，因为不良发展可能会导致病人出现新的疾病（Lutfey 和 Freese，2007）。

　　虽然很难精确地统计不良事件的数量，但是安全事故显然存在着漏报现象（Vincent 等，1999）。2004 年，一项针对英国 2575 名医生的网上研究发现，80% 的被调查者曾目睹自己的同事出错，但是很少有人愿意通过现有体制上报；仅 15% 的严重事故由于造成死亡或重度残疾才得以报告（White，2004）。

对待不良事件的态度

　　英国和美国的一些研究曾调查过医学生和医生对不良事件所持的态度并对医生不愿意上报的原因进行过探究。结果发现，阻碍医生主动上报不良事件的常见因素包括：

◆ 认为有些不良事件是不可避免的（Fischer 等，2006; Waring，2005）。

- 不确定哪些事件需要上报（Vincent 等，1999）。

- 不同医疗角色间的混淆与冲突（如医生和助产士）。

- 下级工作人员担心受到批评或名誉受损（Vincent 等，1999; Waring，2005）。

- 不愿意上报上级所犯的错误（Fischer 等，2006）。

- 认为最好不要关注没有造成伤害的医疗过失（Phitayakorn 等，2008）。

- 对管理缺乏信任（White，2004）。

- 不愿意受非医疗工作者的管理支配（Waring，2005）。

- 反感官僚制度，认为其适用于护理工作而非医疗工作（Waring，2005）。

- 担心上报会带来更多的麻烦（Vincent 等，1999; Waring，2005）。

提高病人的就医安全

　　如果未能及时上报发生的不良事件，我们就不能从中吸取经验和教训，也可能导致病人再次受到同样的伤害。很多医疗组织采取"实名惩罚"制度（name and blame）来处理医疗安全事故，研究者多将漏报现象归咎于此。"实名惩罚"制度不仅打击了上报的主动性，还阻碍了行业内部的学习和提高。与医学界这种令人生畏的上报制度不同，航空企业一直坚持无惩罚报告原则。前者造成的漏报现象与后者所促成的安全记录形成了鲜明的对比（Weiner，Hobgood 和 Lewis，2008）。例如，一项国际研究比较了手术室、重症监护病房医疗工作人员和驾驶舱机组人员对待差错、压力和团队合作的态度。研究结果显示：航空界对待错误的态度是不惩罚而且主动预防；而医学界却存在极大压力，使人们采取掩盖错误的行为（Sexton 等，2000）。

对安全措施或安全标准有遗忘或记忆偏差现象属于个人问题，往往与动机有关，比如士气低落。但是，大多数不良事件是由于组织和系统失能造成的（Taylor-Adams 等，1999）。例如：

◆ 职员分配问题。

◆ 监督不力和管理不善。

◆ 培训不足。

◆ 高负荷工作。

◆ 缺乏交流。

◆ 使用临时代理医生和护士。

◆ 各部门间的冲突。

◆ 设备故障等。

政策转变：提倡"无惩罚"或"公平惩罚"制度

2000 年，美国医疗卫生保健质量委员会（Institute of Medicine's Quality of Healthcare in American Committee）发表了一篇极具影响力的报告：《人非圣贤，孰能无过》（*To Err is Human*，Kohn 等，2000）。其中一个结论为"能够通过系统设计对错误加以控制或避免，只要系统使错误难以发生"。例如，禁止储存高纯度毒性药品，只允许稀释储存。该报告声明，个人仍需要保持认真警惕，而且要为自己的行为负责。然而，在事故发生后，惩罚当事人并不能提高系统安全性，也不能防止其他人犯同样的错误。因此，该报告表示，为了改进现有的导致不良事件漏报的惩罚制度，应当创建一种提高安全性的文化（Jensen，2008）。

安全专家认为，为了保证事故报告制度的有效运行，医疗组织必须建立一种"公平制度"。在这种制度下，医务人员不用担心报告安全事故后会受到不公平的对待；个人可以将对训斥和报复的恐惧抛之脑后，从而及时主动地报告医疗过失或未遂事故；然而，对因能力不足或粗心大意而导致安全事故的人，仍将追求其责任。

《人非圣贤，谁能无过》这篇报告在美国乃至全世界产生了深远的影响，其中对澳大利亚（Department of Health NSW，2007）和英国的影响尤为重大。在 2000 年和 2002 年，英国卫生部先后发布了《一个具有记忆的组织》（*An Organization with a Memory*，Department of Health Expert Group，2000）和《为病人建立更安全的全民医疗服务》（*Building a Safer NHS for Patients*，Department of Health，2002）两个报告。后者陈述了英国政府为提高病人安全所制订的计划。根据计划，英国政府针对不良事件和未遂事故引进了全新的强制性报告体制，同时还成立了一个独立的部门——英国国家病人安全署（National Patient Safety Agency，NPSA）。为了提高病人的就医安全，NPSA 收集并分析了不良事件的相关信息，并根据分析结果制订出针对潜在危险因素的预防措施。NPSA 建议，如果因安全事故而使病人受到伤害或不幸死亡，病人本人或家属有权要求道歉并要求相关机构或人员做出相应的解释（UK National Patient Safety Agency，2005）。

为什么病人及家属会产生恼怒情绪

当病人和家属对护理或治疗有所不满时，他们会变得愤怒、焦虑和心烦。甚至在医疗或护理过程一切顺利时，他们也可能产生同样的情绪。这往往反映了他们面对自己或亲人的疾病时所感到的无助以及失去亲人时或害怕失去亲人的悲伤。同时，愤怒也可能是内疚的表现，例如，长期疏远的亲属赶来要求医生用尽所有手段救治病人时可能会表现得非常愤怒（vonGunten 等，2000）。有时，强烈的内疚或悲痛的外在表现可能就是愤怒。病人或家属很可能会将这些情绪发泄到医务人员身上，即便他们并没有犯错。

稳定局面的方法

当人们产生愤怒情绪时，说话时往往会提高音量；加快速度。他们似乎在以威胁的方式侵犯着你的个人空间。这时你要运用沟通技巧来予以应对，而很自然的反应就是跟上他们的语速和音量。

但是当你讲话速度相当快时，声音也必然会尖厉刺耳，也容易让人感觉你很心烦，并且觉得你控制不住局面。

然而，如果你说话慢下来，声音听起来会很镇定，让人感觉你能掌控整个局势。

另外，当你放慢语速时，声音会变得低沉，显得庄重。快的语速以及尖厉的声音是达不到这种效果的。所以，试着保持镇静，做个深呼吸，下意识地"降低声音、放慢语速"进行交流。

对方的愤怒情绪也会对你产生影响。在模拟"对愤怒的病人进行咨询就诊"的情境中，学生常常会感到烦恼沮丧。面对这一情景，千百年的进化赋予我们的本能反应就是：要么挽起袖子干一架，要么卷起裤腿赶紧撤。当对方冲着你大吼大叫时，你可能想哭、想叫，气得全身发抖，或者突然变得很愤怒，想痛斥对方，甚至拳脚相加。英国一项针对 171 名急诊医生的研究发现急诊医生承受的心理压力主要来自于那些要求苛刻、控制欲强以及行为激进的病人（William 等，1997）。如果上述情绪席卷而来，你不妨离开一会儿，找个安静的地方，让心情平复下来。向同事倾诉，寻求帮助。随后，将对话内容记录在病历中。如果情况非常严重，你还需要写一份事故报告表。

如何应对愤怒的病人或家属

- 安全第一。注意病人及其家属与门的位置关系，确保在他们有暴力倾向的情况下自己能够很快离开，防止被困在房间里。不要进行身体上的对抗。
- 与病人保持一定的距离。这一安全措施也可防止病人产生不舒服或受威胁的感觉。
- 如果条件允许，离开公共场所，与病人或家属在安静的地方进行交流。同时，为了确保安全，告知其他同事自己的去向。
- 尽量给病人提供座位。人坐着时，会更容易控制愤怒的情绪。
- 让病人尽可能地发泄怒气，不要打断他们。大声吵闹发泄够了，他们自然会停下来。
- 注意使用恰当的语调、语速和音量来平复病人的情绪。
- 对病人的痛苦情绪做出回应：**"我能够理解您的感受。"**
- 表达歉意：**"对发生在您身上的事情，我表示十分抱歉。"**
- 使用共情，包括使用口头语言（如：**"这样的事情要是发生在我身上，我也会有这样的感觉"**）和肢体语言（点头或眼神交流，表现出关心）。
- 切合实际地说明发生的情况以及你将会努力去解决问题。
- 不要采取防守姿态或使用尖刻的话语。
- 不要受对方语调、语速或肢体语言的影响。
- 告诉一个情绪激动或生气的人**"镇静下来"**，而不是**"不要担心"**，后者往往会适得其反。
- 不要与病人或家属勾结串通，不要非难你的同事。可以这样回应对方：**"因为我不清楚其他医生做过怎样的治疗，所以我不能草率地对医疗细节做出任何评价。但是我会尽力查明情况。"**
- 不要因受病人恼怒情绪的影响而同样生气或恼怒。如果你感觉控制不住自己的情绪，可以暂且离开，并且在离开前告知病人：**"对不起，我有些事情要忙。咱们过一会儿再聊。"**

当病人或家属很生气时，他们常威胁说要进行投诉。发生这种情况时，不要产生戒备心理，也不应结束谈话，而是应当尽量敞开心扉，真诚地与病人或家属进行交谈。首先，冷静地告诉病人他们的确有投诉的权利；如果他们坚持投诉，自己愿意告知他们具体的步骤。其次，向病人说明最重要的事情是弄清楚具体的问题以及如何解决问题。要强调自己为病人的健康付出的努力，向病人提供第二种可能促进病人健康的意见，然后再次强调每个人都希望给病人提供最好的医疗服务，并且建议病人与大家一起，共同努力达成该目的（von Gunten 等，2000）。

投诉与诉讼

投诉、道歉与解释

病人和家属会因所接受的或未接受的医疗措施产生失望或愤怒情绪。通过有效的沟通技巧，这种情况可以得到控制。有效的沟通技巧包括对情况做出详细的解释，真诚地道歉，保证将采取措施确保同样的事情不会再次发生，等等。如果这些沟通技巧都没有产生效果，病人可能就会采取正式的投诉手段。投诉经常是针对不良事件，但是并非所有的投诉都是源于不良事件。同样，也并非所有的不良事件都会引起投诉（Cave 和 Dacre，2008）。

在英国，病人或家属可以通过国民保健制度的诉讼程序进行投诉。如果是想要投诉某个特定的医生，则可以向医学总会进行投诉。很少有投诉医学生的情况。但是如果病人需要投诉参与病人医疗护理的医学生，则投诉程序同上。一般情况下，医学生不需要直接回应投诉问题，但可能需要向其导师或顾问医生提供信息，帮助医院解决问题（Kirkpatrick，2004）。

在遇到病人投诉或要求查看病历的情况下，医院或医疗服务提供者常会选择终止沟通，因为他们担心做出的任何回答可能会使自己在诉讼过程中处于不利地位。而这通常会使病人或家属更加失望、愤怒，而且开始产生这样的想法（有可能事实确实如此）：医院的沉默背后一定有阴谋，是想掩饰什么。双方矛盾不断升级，最终导致局面完全无法控制。阻碍医生和医院其他人员道歉的一个重要因素是：他们担心自己的道歉行为将来在法庭上会被视为承认负有责任的证据。NHS 的法务部门在这个方面有明确的规定：

"我们认为，无论出于任何原因，不良事件的参与者都应该同情病人和家属，并且表达自己的悔意和歉意。然而这不应该成为其承认自己负有部分或全部法律责任的证据。在任何体制下，我们的政策都不应该阻碍这种行为，也不应该单凭这种举动就对其免以惩罚。"（NHS Litigation Authority，2007）

当病人要求对所发生的事情做出解释或者要求查看他们的病历时，要记住：你想要掩饰的信息在随后的诉讼中迟早会被揭露（NHS Litigation Authority，2007）。这强调了本书前面曾提到的有关书面材料的一点——无论在质纸版或电子版的病历或是写给其他医疗专家的信件中，都不要记录任何你不想让病人或家属看到的信息。

播客

一位病人的视角

"你找律师的目的就是要看到自己的病历吗？"

"是的，我就是想弄清究竟发生过什么。"

"那么整个过程如何？用了多长时间？"

"我的律师用了 6 个月的时间才拿到我的病历。为了理解上面的信息，我们先做了翻译。随后，我们发现了整个诊疗过程明显存在问题。律师建议我起诉他们，但是我不想这样做，我只是想要一个解释。可是他们迟迟不肯做出解释，最后我只有起诉了。"

……

"如果在你找律师前，他们已经做出了合理的解释，那么你是不是就不会起诉？"

"当然不会。我最开始联系过医院，询问发生的事情。如果他们当时做出解释，那肯定事情就那样结束了。要知道，我曾经卧床一年，努力恢复健康，却不清楚他们到底对我做过什么。我只想知道我身上的这些伤疤到底是怎么来的？"

 播客：Peter Kemle，一位曾控告医院并最终与医院达成庭外和解的病人

诉讼与赔偿

如果病人和家属对医院就投诉所做出的解释或道歉仍然不满，他们可以提起诉讼。但是，这种情况还是很少见的，至少在英国是这样。大多数医疗过失案件都止步于投诉阶段，或是在上法庭前就已经得到解决。医疗过失案件的审理和裁决通常都耗时耗钱。更重要的是，医患双方都要承受巨大的压力。

研究表明，大部分医疗诉讼案件的根源在于医生与病人之间或医生与医生之间临床沟通技能的缺乏，而非医疗技术的不足。例如，英国一项对 227 名曾采取过法律手段的病人和家属的研究（即第 1 章中所提到的研究）发现，他们采取投诉通常不是因为医生在医疗过程中所犯的错误，而是由于医生没有公开或主动地向病人做出解释。他们表示医生没有给予病人足够关心的行为所造成的伤害远大于最初的医疗过失。对于这些病人，医院方面往往没有真诚地做出解释或道歉，甚至将病人当作神经病病人来对待。尽管有些医院做出了解释，却经常是模糊不清的，信息也并不完整。在大部分情况下，往往是院方对问题的后续解决措施而非医疗过失问题本身使病人最终决定采取法律手段（Vincent 等，1994）。

美国的一项研究调查了 60 例涉及沟通问题的外科医疗纠纷案件。研究发现，导致纠纷最为普遍的原因是"初级医生未将重要情况转告给主治医生以及交接不力"。其他相关因素包括某位医学专家拥有绝对权力和权威以及责任主体不明确。在这些案件中，病人的信息通常没能得以传递，或者在沟通过程中产生了信息理解偏差（Greenberg 等，2007）。

总　　结

医生这一职业有着高度的专业自主权，其内部的竞争也越来越激烈。医学领域内的个人主义文化越来越不重视团队合作与组织效率，医生也不愿意承认自己的错误。医学职业文化认为批评其他医生的错误是不专业的行为。所以，医生对于医疗过失、医疗事故和不良事件采取的态度经常都是隐瞒不报。因此，同样的错误就会再次发生，并且有可能导致更严重的后果。现在许多国家已经采取措施鼓励医生主动呈报不良事件以提高病人的安全。有时，不良事件或其他情形会使病人和家属变得恼怒而进行投诉，有效的沟通技巧通常能够缓和紧张的局势。在多数情况下，详细的解释和真诚的道歉便能够使纠纷告一段落。只有极少数病人对投诉的处理结果感到不满，从而付诸法律手段，提起诉讼。

（丁　芮　李正容　王　岳 译）

扩展阅读

英国国家病人安全处（National Patient Safety Agency）已经制订了关于病人受到
　　伤害后的索引指南。

National Patient Safety Agency. Being open when patients are harmed. London: NPSA，
　　2005.

该索引可以在网站上查阅到，可以从本书的资源中心找到网站链接。

欢迎访问本书的在线资源中心：www.oxfordtextbooks. co.uk/orc/washer。

参考文献

Cave J. Dacre J. Dealing with complaints. British Medical Journal, 2008, 336: 326–336.

Department of Health. Building a safer NHS for patients: Implementing an organisation
　　with a memory. London: HMSO, 2002.

Department of Health Expert Group. An organisation with a memory. London: HMSO,
　　2000.

Department of Health NSW. Open disclosure guidelines. North Sydney, NSW:
　　Department of Health, NSW, 2007.

Fischer M, Mazor K, Baril J, Alper E, DeMarco D, Pugnaire M. Learning from
　　mistakes. Journal of General Internal Medicine, 2006, 21: 419–423.

Greenberg C, Regenbogen S, Studdert D, Lipsitz S, Rogers S, Zinner M, Gawande A.
　　Patterns of communication breakdowns resulting in injury to surgical patients.

Journal of the American College of Surgeons, 2007, 204(4): 533–540.

Jensen C. Sociology, systems and (patient) safety: Knowledge translations in health policy. Sociology of Health and Illness, 2008, 30(2): 309–324.

Kirkpatrick A. Resolving complaints. Student British Medical Journal, 2004, 12: 89–132.

Kohn L, Corrigan J, Donaldson M. To Err is Human — Building a Safer Health System. Washington, DC: Institute of Medicine, National Academy Press, 2000.

Lutfey K, Freese J. Ambiguities of chronic illness management and challenges to the medical error paradigm. Social Science and Medicine, 2007, 64: 314–325.

National Patient Safety Agency. Being open when patients are harmed. London: National Patient Safety Agency, 2005.

NHS Litigation Authority. Apologies and explanations. London: NHS Litigation Authority, 2007.

Phitayakorn R, Williams R, Yudkowsky R, Harris I, Hauge L, Widmann W, Sullivan M, Mellinger J. Patient-care-related telephone communication between general surgery residents and attending surgeons. Journal of the American College of Surgeons, 2008, 206(4): 742–750.

Sexton J, Thomas E, Helmreich R. Error, stress, and teamwork in medicine and aviation: Cross sectional surveys. British Medical Journal, 2000, 320(7237): 745–749.

Taylor-Adams S, Vincent C, Stanhope N. Applying human factors methods to the investigation and analysis of clinical adverse events. Safety Science, 1999, 31: 143–159.

Vincent C, Young A, Phillips A. Why do patients sue doctors? A study of patients and relatives taking legal action. The Lancet, 1994, 343(8913): 1609–1613.

Vincent C, Stanhope N, Crowley-Murphey M. Reasons for not reporting adverse events: An empirical study. Journal of Evaluation in Clinical Practice, 1999, 5(1): 13–21.

Vincent C, Neale G, Woloshynowych M. Adverse events in British hospitals: Preliminary retrospective record review. British Medical Journal, 2001, 322(7285): 517–519.

von Gunten C, Ferris F, Emanuel L. Ensuring competency in end-of-life care: Communication and relational skills. Journal of the American Medical Association, 2000, 284(23): 3051–3057.

Waring J. Beyond blame: Cultural barriers to medical incident reporting. Social Science and Medicine, 2005, 60: 1927–1935.

Weiner B, Hobgood C, Lewis M. The meaning of justice in safety incident reporting. Social Science and Medicine, 2008, 66: 403–413.

White C. Doctors mistrust systems for reporting medical mistakes. British Medical Journal, 2004, 329(7456): 12–13.

Williams S, Dale J, Glucksman E, Wellesley A. Senior house officers' work related stressors, psychological distress, and confidence in performing clinical tasks in accident and emergency: A questionnaire study. British Medical Journal, 1997, 314 (7082): 713–718.

第14章 共同决策与风险沟通

Peter Washer

章节要点：

◆ 阐明共同决策的概念。

◆ 讨论沟通风险中的伦理问题。

◆ 描述帮助病人共同决策的工具，如将统计数字转化为可帮助病人做决策的信息。

反观现代医学中各种复杂的信息，不难发现，这些信息经常让病人束手无策，难以做出最好的临床决定。如今有大量的医学研究和治疗手段，而用以支持各种医疗行为的研究证据更是数不胜数。但在几十年前，例如二战末期，那时的医疗条件是完全不能与之比拟的。另外，医学实践正在变化，即公众的风险意识提高了，但公众在风险承受方面越来越脆弱。例如，20 世纪 90 年代，有人认为注射麻疹、流行性腮腺炎、风疹联合疫苗与自闭症之间有所谓的紧密联系，从而引起了公众的骚动（Bellaby，2003）。现在病人也可以从网络上获得大量的信息，甚至许多病人可以被称为该病的专家，尤其是一些慢性病病人，诸如艾滋病病人。

由于医学发展日益复杂，病人的风险意识逐渐提高，大量信息随手可得，更加关注病人的自主权是现代社会环境下医疗实践中的一个重要因素。目前，医患关系的基本模式已经逐渐从主动 - 被动型向共同参与型过渡。从医学法律的角度来说，病人需要理解不同医疗行为的潜在风险和利益，并在进行利弊权衡之后，对研究和治疗做出同意才有效。然而，若病人不能够明白展示给他们看的数据，他们就无法实现其自主权。因此，医生需要向病人解释这些复杂的信息，让他们能够理解备选方案，然后同医生一起共同作出最终决定。

本章将讨论以上问题，并且介绍应当如何以最佳方式向病人阐释复杂的数据信息，使病人可以积极地参与到医疗决策的制订过程中。

共同决策

共同决策模式的关键因素有以下四点：

1. 至少有医生和病人两方参加，病人的亲人或朋友也可能参与其中。可有一名以上的医生参与，例如，在癌症病案中可有一名外科医生和一名肿瘤医生参加。

2. 参加双方应共享相关信息。

3. 双方应尽量就首选治疗方案达成一致。

4. 治疗方案的实施应建立在达成共识的基础之上（Charles，Gafni 和 Whelan，1997）。

一篇关于共同决策的研究综述指出，尽管共同决策的好处尚不明确，但是总体来说病人愿意了解备选的治疗方案，并且希望参与到治疗方案的决策中（Guadagnoli 和 Ward，1998）。例如，澳大利亚开展了一项关于 233 位癌症病人和他们的癌症医生的研究，其结果显示鼓励病人参与制订决策是最佳的做法。报告显示曾参与决策制订的病人均对咨询结果非常满意，而那些由病人自己或者医生单独做出决策的则满意度最低（Gattellari 等，2001）。

然而，虽然表面看来医患共同参与决策合理有效，但在实践中却遇到了种种阻碍。例如，英国一项关于 62 名全科医生会诊的研究发现没有证据能够证实医生和病人确实能够按照查尔斯（Charles，1997）等人描述的方式参与到决策中。四项要素中的前两项是共同决策中所必需的，且却并不容易达成，所以现实中并没有就首选方案和治疗方案达成共识的基础。但即使做到信息共享，医生也不见得会认真考虑病人的意见。英国的全科医生总结了实现共同决策的几大困难，其中包括时间的紧迫性以及医生认为对病人不能理解医学术语和概念（Stevenson 等，2000）。英国的另一项关于 39 名全科医生的研究发现，医生并没有掌握足够的信息来向病人解释各个医疗方案的风险和好处。他们把焦点放到了与病人探讨医疗行为结果的不确定性上，并告诉病人没有足够的数据来支持该医疗行为，这反而造成了病人的焦虑。医生表示临床上他们经常使用"友好劝说"的方式（Elwyn 等，1999a）。

筛查检测

许多疾病，如各种癌症，已经有了针对高风险人群的筛查方法，可以在没有任何临床症状时发现患病人，以达到疾病早发现、早治疗的目的。当涉及医疗方案的选择，必须给出最佳治疗方案时，共同决策和沟通风险就显得尤为重要。一旦要为尚未患病的人群做筛查时，这些问题将会受到更多的关注。

任何疾病的筛查程序都必须符合以下要求：

◆ 直接针对特定的疾病和人群。

◆ 对疾病的进程已有足够的了解。

◆ 重要的是，有针对该种疾病切实可行的治疗或干预方案。

　　一些基因检测确实具有诊断性——如某个人携带有特定的亨廷顿病 DNA 序列，那么就可以预测到疾病一定会发生，并且不会出现假阳性或者假阴性的结果。然而如此准确的预测也是很少见的，更多的检测只能预测某个人是否有可能患病。预测试验或者易感性测试都只能得到患病的可能性而不是必然性（Sense about Science，2008）。最有冲击力的是病人资料显示的和媒体报道的关于筛查测试的数据，尤其是关于相关风险而不是绝对患病风险（见下）的行为。有研究显示这已经大大影响了筛查的进行（Edwards 等，2001）。

　　你也许会想，那又将造成什么伤害呢？乳腺 X 线检查如果产生了假阳性的结果，进一步检查将会给被测者造成不小的麻烦和暂时的焦虑。当然，同时我们也要看到这类筛查可以挽救多少人的命。但是，乳腺 X 线检查可能会出现过度诊断从而导致不必要的活检，这里的"活检"指节段性切除、乳腺切除、放射治疗和后续内分泌治疗（Thornton 等，2003）。此外，英国国民医疗保健制度的乳腺筛查项目检测出来的"癌症"中 1/5 都是乳腺导管原位癌，即均为癌细胞仅存在于导管内而没有扩散至其他乳腺细胞中。导管原位癌可能扩散，但是又无法准确地判断哪些将会转变为浸润型癌症。已知的案例中大约有一半永远不会转变为浸润型癌症，甚至有一些会自行恢复。

　　医生通常不会告知病人检测和筛查的复杂与微妙之处。统计数据和风险信息应该尽量清楚，病人和医生才能据此制订针对特定病人的治疗方案。本章最后一部分介绍了几种不同的信息陈列方式。

伦理和风险沟通

万事皆具风险，本身就具有很大不确定性的医学自然也不例外。每一项治疗方式或研究都有一定的风险和收益。即使医学具有确定性，也依然不会有唯一的医疗决策或者最佳的医疗方案。至少会存在一种备选治疗方案——也就是"不治疗"方案。纯粹从医学角度出发做出的医疗决策没有考虑病人个人的偏好和价值观，而且与医生的偏好和价值观也并不一定相符。为了制订出完全以病人为中心的方案，医生首先需要询问病人对治疗的要求。如果医生提前了解病人的期望，那么共同决策就会容易许多。

人们经常会讨论使用不同方式阐述风险信息的相对"效力"（effectiveness）。本文中，"有效"（effective）通常是指让病人相信医生是在为病人着想。有些人可能会认为，只要结果是"好的"，过程便没有问题。那么，给孩子接种麻风腮三联疫苗难道不好吗？戒烟难道不好吗？健康教育者曾经认为，他们应该使用有效信息展示方式来促使人们选择现有的医学意见认为最好的医疗方案和筛查检测（Edwards 和 Elwyn，2001）。针对病人信息材料的研究显示，很多信息表述都在于引导人们做出某种特定的选择。但是，这种信息往往是不准确的，会误导人们过于乐观，并且没有告知病人其他备选方案的结果，比如不采取治疗，以及科学的不确定性和不同的临床意见。医生会着重强调检测或者治疗的好处，而对危害、有限性和副作用都避而不谈（Coulter 等，1991；Godolphin 等，2001；Thornton 等，2003）。有趣的是，研究同时显示，为了使病人理解更多的信息而让他们接受知识培训，结果只是让病人在以后选择治疗或参与试验的过程中更加谨小慎微（Edwards 等，2001）。

播客

一位病人的视角

"我之前说过，我才准备结婚，还没有生过孩子，我们正打算组建一个家庭。跟照顾我乳腺癌的护士沟通之后，我去做了辅助生殖的咨询……给我的选择是……手术、放疗和化疗。我让他们告诉我不同诊疗方式的成功概率，比如单纯手术治疗、手术结合放疗和手术结合放疗与内分泌治疗，因为我得的乳腺癌是雌激素分泌紊乱导致的。"

"……所以就成功率而言，后面的方案将会更好一点么？"

"是的。仅就成功率而言，手术结合化疗与放疗比手术结合放疗与激素疗法高1%，但是后者出现副作用的概率小得多。"

"当然，咨询结束之后，你是否觉得医生和乳腺护理团队更倾向于某个特定方案？"

"是的。我觉得他们更倾向于手术结合放疗与激素疗法的方案，因为成功率比较高。他们说这种治疗方案有95%的成功率，而且出现副作用的概率比化疗小很多。我想，化疗的成功率好像也就只高了1%，但是明显有更多的副作用。所以咨询结束时我觉得他们是比较建议我选择手术结合放疗与激素疗法的，但是如何抉择仍然看我自己。"

播客：Roisin，一位41岁的乳腺癌病人

帮助制订共同决策的方法

共享信息并不等同于共同决策。想要参与制订决策，病人首先要理解他们所接收的信息。接下来的部分将会介绍几种能够有效帮助病人的方法。

使用决策辅助工具

病人决策辅助工具可以帮助他们权衡治疗方案的好处和伤害。决策辅助工具可以就待选治疗方案进行解释，评估风险和收益，并且提供系统性的指导。决策辅助工具有纸质版、DVD 版和在线版（网络链接请参看本书附录）。决策辅助工具已经在英国和加拿大的专家门诊和美国的基层门诊成功启用（Stacey 等，2008）。研究结果表明，尽管使用决策助手并不一定会减轻病人的焦虑，但是确实能够让病人更好地了解治疗方案并达到较好的治疗结果（O'Commor 等，1999）。

使用绝对风险替代相对风险

如果说"乳腺 X 线筛查能够使女性乳腺癌的死亡率降低 25%"，许多人会认为 25% 的概率是指在接受了乳腺 X 线筛查的女性中的概率，并且认为如果她们自己接受了乳腺 X 线筛查，那么她们死于乳腺癌的概率就会减少 25%。事实上，这里描述的相对风险是对于其他女性而言的，即指那些没有接受筛查而死于乳腺癌的女性（Gigerenzer 和 Edwards，2003）。将这一信息以表格的形式列出将会更加清楚：

乳腺 X 线筛查可降低 25% 的乳腺癌死亡率	
治疗方式	每 1000 名妇女的死亡人数
未做乳腺 X 线筛查	4
做乳腺 X 线筛查	3

如果不给女性做乳腺 X 线筛查，那么死亡人数将会是 4。如果做了乳腺 X 线筛查，那么死亡人数将是 3。也就是说，在每 1000 个治疗案例

中，死亡数目将会减少 1 个。如果我们将这项风险描述为绝对风险，就会更容易明白——"在每 1000 名做乳腺 X 线筛查的女性中，将会有一名免于死于乳腺癌。"或者可以换一种方式来描述——"为了避免 1 名病人死于乳腺癌，10 年内 1000 名女性需要做乳腺 X 线筛查。"（Gigerenzer 和 Edwards，2003）

另一个方法是使用频率图表阐述信息（见下）。

使用自然频数

像乳腺 X 线或者前列腺特殊抗原检测等特定检测，其产生正确的阳性结果或者能检测特定疾病的概率被叫作检测的敏感性。而检测的特异性是指该检测能够以阴性的结果排除健康人的概率。敏感性和特异性通常是条件概率，与降低相对风险一样，条件概率比较难以理解，让人弄不清该百分比所指的是什么。

大多数人会认为乳腺 X 线检查阳性就意味着检测者患有乳腺癌。但是这样想并没有考虑该测试的敏感性。吉仁泽（Gigerenzer）和爱德华（Edwards）(2003) 给出了如下例子：

"女性患乳腺癌的概率是 0.8%。如果某位女士患有乳腺癌，那么乳腺 X 线检查结果阳性的概率是 90%。如果某位女士不患有乳腺癌，那么结果呈阳性的概率是 7%。

如果某位女性的乳腺 X 线检查结果是阳性，那么她患有乳腺癌的概率将会是多少呢？"

如果不用条件概率而是用自然频数来阐释这个例子，那么将会更加容易理解：

"女性患乳腺癌的概率是 0.8%。"

换句话说，每 1000 名女性中有 8 名患有乳腺癌。（这里是指该病的患病率，指确定时期内患特定疾病的人口数目占总人口数的比例，并且通常以百分比的形式出现。某疾病的发生率是指在特定时期被新诊断为某种疾病病人的人数，并且常以数字形式出现。)

"如果某位女性患有乳腺癌，那么乳腺 X 线检查显示阳性的概率是90%。"

换句话说，在这 8 名患病女性中，根据检测的敏感性，有 7 人的检测结果是阳性。

"如果某位女士不患有乳腺癌，那么结果呈阳性的概率是 7%。"

所以在 992（1000−8）名没有患乳腺癌的女性中，7%（总数为 992 人）的人，即大概 69 人将仍显示乳腺 X 线阳性结果，这就是假阳性率。

因此，69 名阳性结果的女性并没有患病，只有另外 7 名是真正患有乳腺癌的人。以百分比的方式显示，是 7/（7+69）或者大概是 9%。事实上，乳腺 X 线检查测呈阳性的女性患有乳腺癌的概率约是 1/10。

使用频数叙述

类似"产生药品副作用的概率是 25%"等单事件概率也容易产生歧义。一些人可能认为有 1/4 服用此药品的人将产生副作用，还有人会认为在服药的过程中有 1/4 的时间会产生副作用。使用频数叙述法可以帮助人们形象地理解此风险的含义。例如："假设有 100 人服用此药品，其中25 人将会产生副作用，而另外 75 人将不会产生。"

使用统一分母

如果对一些人说："如果我们对你进行治疗，你有 89/100 的概率会好转，但是治疗本身产生并发症的概率为 1/25。"因为你使用了不同的分母，他们可能不清楚哪种选择的风险更低。如果使用相同的分母，那么意思就更加清楚了。例如："**100 名病人接受和你一样的治疗，有 89 名病情好转。在这 100 名病人中有 4 名出现了并发症。**"

避免使用"高"或"低"描述风险

"高风险"或"低风险"等词定义模糊不清而且所指范围宽泛。此外，将人们划分为"高风险"人群，将会导致他们过于担忧，不愿改变其行为；而告诉人们有"低风险"，则会使其放松警惕（Edwards 等，1998）。描述风险时，应该有一套标准的语言，特定的描述对应特定的概率，例如"高"表示概率大于 1/100，"中等"指 1/1000，等等（Calman 和 Royston，1997）。但医生对这种方法并不感兴趣，因此，最好避免用"高"或者"低"等词描述风险。

从积极和消极两方面描述风险

如果从积极方面描述风险，例如，"**手术中有 80% 的概率不会产生并发症**"，那么病人就会很有可能接受手术；但当以消极的方式描述风险时——"**手术中有 20% 的风险发生并发症**"，那么病人就不愿意接受手术。我们不应该以任何一种方式来诱导病人做出选择。从伦理角度来说，我们应该从积极和消极两个方面来对风险进行描述，例如，"**每 100 个接受手术的人中，有 20 人产生并发症，而另外 80 人没有任何问题。**"

将信息可视化

研究表明，将信息以图表的方式展示给病人十分有效，尤其是柱形图（Edwards 等，2002），但是要保证图表和表格使用相同的规格，以免造成误解。

另一个将信息可视化的方法是将数据以频率图的方式展示出来，帮助病人理解信息。Gigerenzer 和 Edwards（2003）给出了以下的例子：

　　"结直肠癌的标准检查是大便隐血测试。在 50 岁以上无症状者的筛查检测中，其中一个人患有结直肠癌的概率（患病率）是 0.3%。如果测试者的确患有癌症，那么大便隐血测试呈阳性的概率（敏感度）是 50%。如果受试者未患有癌症，那么测试呈现（假）阳性的概率是 3%。假设某位 50 岁以上无症状者的大便隐血测试呈阳性，那么他患有癌症的概率是多少？"

　　根据以上提供的信息，大多数人很难给出答案。但是，如果将数据做成图表，见图 4.1，情况就清晰明了了。

　　每 10 000 人中有 30 人患有结直肠癌。在这 30 人中，有 15 人的大便隐血测试呈阳性。在剩下的 9970 名未患病者中，仍然有 300 人检测结果呈阳性。毫无疑问，阳性结果只会增加这些健康人的焦虑。在检测呈阳性的 315 人中，只有 15 人患有癌症，即概率为 4.8%。换句话说，每 100 个大便隐血测试呈阳性的人中，大概有 5 人确实患有该病，所以检测结果呈阳性的人实际患病的概率为 1/20。

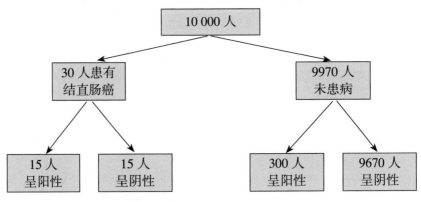

图 4.1　大便隐血测试频率图

使用时间轴并比较医疗与非医疗方案的风险

描述某风险在一生中，或者 5 年或者 10 年内的发生概率也是一种向病人解释风险的方法（Edwards 等，2002; Thomson 等，2005）。还可以将该治疗方案的风险发生概率与其他医疗或非医疗方案进行比较。例如，可以将一个病人死于某种癌症的概率与该病其他病人对比，或者与该病人死于其他癌症的概率作比较，或者与死于交通事故等其他原因的概率相比较。在本书的在线资源中心有一个风险计算器的链接，可以进行此种比较的计算。

可以将统计数据转换成简便易懂、可供病人决策参考的信息的方法

- 使用绝对风险或实际数字。
- 使用自然频数。
- 使用频数叙述法。
- 使用统一分母。
- 从积极和消极两方面同时描述风险。
- 用表格或频率图将信息可视化。
- 使用时间轴并比较医疗与非医疗方案的风险。
- 尽可能针对病人进行个性化风险评估。
- 避免故意使用某种表述法来引导病人做出选择。
- 将相关风险和条件概率（例如敏感度和特异性）或者单事件概率联系起来考虑。
- 避免使用"高"或"低"等词描述风险。

个性化风险评估

个性化风险评估建立在流行病学数据基础之上，对个人在特定状态下的风险因素进行评估，一般包括病人的年龄和家族史等。一款基于网络的风险计算器针对各种疾病做出定量的风险评估，如乳腺癌、肺癌及心肌梗死等（见在线资源中心）。但是，该风险计算器只是能计算特定疾病发生的概率，而不是该疾病的死亡率，也没阐述风险计算本身存在的不确定性（Woloshin 等，2003）。与此同时，我们应当相信治疗手段的进步和早期诊断将提高很多疾病的生存率。

总　　结

面对日益复杂的医疗干预手段，医生与病人应该进行充分的临床信息交流，以便共同做出更好的决策。医生应当以最易理解的方式将信息传达给病人。医生不能左右病人的决定，但是应该向病人说明风险。如此一来，医生与病人就能够共同制订出有针对性的最佳决策。同时，医生应该谨记病人的偏好、生活情况、疾病的医疗细节与备选的治疗方案。

（丁　芮　李正容　王　岳译）

拓展阅读

在有效地沟通统计数据方式上可阅读以下这本书：

Gigerenzer G. Reckoning with risk: Learning to live with uncertainty. London: Penguin, 2002.

欢迎访问本书的在线资源中心：www.oxfordtextbook.co.uk/orc/washer。该链接包括有助于医生和病人制订决策的一些有用的技巧。

参考文献

Bellaby P. Communication and miscommunication of risk: Understanding UK parents' attitudes to combined MMR vaccination. British Medical Journal, 2003,

327(7417): 725–728.

Bridson J, Hammond C, Leach A, Chester M. Making consent patient centred. British Medical Journal, 2003, 327(7424): 1159–1161.

Calman K, Royston G. Risk language and dialects. British Medical Journal, 1997, 315(7113): 939–942.

Charles C, Gafni A, Whelan T. Shared decision-making in the medical encounter: What does it mean? (or it takes at least two to tango). Social Science and Medicine, 1997, 44(5): 681–692.

Coulter A, Entwistle V, Gilbert D. Sharing decisions with patients: Is the information good enough? British Medical Journal, 1999, 318(7179): 318–322.

Edwards A. Elwyn G J. Risks — Listen and don't mislead. British Journal of General Practice, 2001, 51(465): 259–260.

Edwards A, Matthews E, Pill R, Bloor M. Communication about risk: The responses of primary care professionals to standardizing the "language of risk" and communication tools. Family Practice, 1998, 15(4): 301–307.

Edwards A, Elwyn G, Covey J, Matthews E, Pill R. Presenting risk information — A review of the effects of "framing" and other manipulations on patient outcomes. Journal of Health Communication, 2001, 6(1): 61–82.

Edwards A, Elwyn G, Mulley A. Explaining risks: Turning numerical data into meaningful pictures. British Medical Journal, 2002, 324(7341): 827–830.

Elwyn G, Edwards A, Gwyn R, Grol R. Towards a feasible model for shared decision making: Focus group study with general practice registrars. British Medical Journal, 1999a, 319(7212): 753–756.

Gattellari M, Butow PN, Tattersall MH. Sharing decisions in cancer care. Social Science and Medicine, 2001, 52(12): 1865–1878.

Gigerenzer G, Edwards A. Simple tools for understanding risks: From innumeracy to insight. British Medical Journal, 2003, 327(7417): 741–744.

Godolphin W, Towle A, McKendry R. Evaluation of the quality of patient information to support informed shared decision making. Health Expectations, 2001, 4(4): 235–242.

Guadagnoli E, Ward P. Patient participation in decision-making. Social Science and Medicine, 1998, 47(3): 329–339.

O'Connor AM, Rostom A, Fiset V, Tetroe J, Entwistle V, Llewellyn-Thomas H, Holmes-Rovner M, Barry M, Jones J. Decision aids for patients facing health treatment or screening decisions: Systematic review. British Medical Journal, 1999, 319(7212): 731–734.

Sense About Science. Making sense of testing: A guide to why scans and health tests for well people aren't aways a good idea. London: Sense About Science, 2008.

Stacey D, Hawker G, Dervin G, Tomek I, Cochran N, Tugwell P, O'Connor, AM. Improving shared decision making in osteoarthritis. British Medical Journal, 2008, 336(650): 954–955.

Stevenson FA, Barry CA, Britten N, Barber N, Bradley CP. Doctor–patient communication about drugs: The evidence for shared decision making. Social Science and Medicine, 2000, 50(6): 829–840.

Thomson R, Edwards A, Grey J. Risk communication in the clinical consultation. Clinical Medicine, 2005, 5(5): 465–469.

Thornton H, Edwards A, Baum M. Women need better information about routine mammography. British Medical Journal, 2003, 327(7406): 101–103.

Woloshin S, Schwartz L, Ellner A. Making sense of risk information on the web: Don't forget the basics. British Medical Journal, 2003, 327(7417): 695–696.

第 15 章 通报坏消息

Judith Cave

章节要点：

- 解释通报坏消息的方法。
- 讨论其他医务人员透露坏消息之后的应对策略。
- 帮助医生处理自身情绪的方式。

坏消息通常是指爆炸性的消息，譬如癌症，或是突然死亡。事实上，医学生和实习医生通常传达的消息并不会这么严重，但对于病人而言仍是令人沮丧的，比如手术取消，检查需要耗费太长时间或延迟出院等。就连手术推迟都可能会影响病人的社会生活、工作（尤其对于个体经营户）、假期、对医疗队伍的信任以及身体健康。我们根本不可能提前预测到某则消息会带给病人怎样的影响，而这些消息所产生的负面影响往往都会比预期更大（Eggly 等，2006）。

负责传达坏消息的实际上是顾问医生（consultant），但是通报坏消息应当是一种团队合作，医学生也可以参与其中，帮助病人，对其给予安慰与支持（Wittenberg-Lyles 等，2008）。初级医生也可能会传达坏消息。有证据表明，在正式工作的第一年里，79% 的医生会向病人传达至少一次坏消息，92% 的医生表示曾有被病人问及坏消息的经历，而 96% 的医生会向病人家属传达坏消息（Schildmann 等，2005）。

本章将针对如何传达坏消息，如何应对被其他医务人员告知坏消息的病人，以及如何从团队获取帮助以安慰病人和自己三个方面提出相关建议。坏消息的传达是所有医护专业人员都应具备的核心技能。

如何向病人传达坏消息

过去，医生出于保护病人的目的，通常隐瞒坏消息或使用委婉语告之。然而证据表明，98% 的病人希望医生能够坦诚相告（Hagerty 等，2005）。即使是坏消息，病人也希望得知自己的现状以及病情发展。一项对 2231 名癌症病人的大型调查发现，87% 的病人希望尽可能地了解情况，无论其好坏；98% 则希望知道自己是否患上癌症（Jenkins 等，2001）。

一次通报坏消息的咨询包含事前准备（如果条件允许的话）和一系列的后续措施。所谓准备并不仅仅指了解消息本身，还包括了解病人的情况，能够取得的帮助，咨询的周围环境，医生自己的心理状态以及工作量。在咨询期间，你需要考虑病人已经了解到哪些情况，如何告知其坏消息，以及如何帮助他们接受它。在咨询尾声，你可能还需要就后续治疗方案与病人达成一致意见以解决病人各方面的问题。此部分将具体讨论如何传达坏消息。在实践中，你会发现不同建议适用于不同情境。

准备阶段

许多医生害怕通报坏消息，害怕面对病人的反应（Dosanjh等，2001）。因此，医生会选择拖延，因为医生担心病人会责备他们，或者使医患关系变差。事实上，尚未有证据表明病人会迁怒报信的医生（Barnett，2002）。但这并不意味着立刻向病人传达坏消息就是明智的，医生对时机以及整体情况的把握尤为重要。如果你是一名初级医生，在你犹豫是否应该将消息告诉病人时，可以先与一位资深同事讨论一下。

在咨询之前，你需要理清自己的思绪，究竟哪些信息需要告知病人，而它又会对病人产生怎样的影响。同样，你需要想一想病人可能会问哪些问题，而你是否能够给予回答。如果你尚未掌握全部所需的信息，那么应该考虑推迟与病人的咨询，并去寻求相关建议。

在你打算宣布诊断结果之前，可以建议病人找人陪同一起来取结果。即使你不知道结果是好是坏，这都是一种明智的做法。另外，要确保咨询时间充足。如果病人有人陪同，你需要引导病人以及陪同者提问，然后进行回答，以消除他们的顾虑。如果可以，让别人暂时顶替你其他的工作，尽可能避免交流中断。对于病人而言，隐私尤为重要（Jurkovich等，2000），因此，请务必在私密且适宜的环境中交流。

在传达坏消息的时候，你代表的是整个医疗团队。证据表明，初级医生通常都没有时间充分准备，也不能获得其他医护人员的支持和帮助。因此，请你尽量做好准备，并叫上其他团队成员陪你一起（Dosanjh等，2001）。想一想其他医护人员能够给你哪些帮助，他们的支持对于你和病人都极为重要。向病人传达坏消息的时候，可以让团队里的其他成员、曾照顾过病人的护士或理疗师陪你一起。

咨询期间

每一位病人都是独立的个体，所以传达坏消息并没有一个通行之法。唯一的准则就是充分地了解病人，知道病人已经了解的信息、对情况的理解以及对本次咨询的期待。如果病人抱有盲目的乐观预期，你就需要用更加委婉的方式传达坏消息；而如果他们已经有了充分的思想准备，就不需要太多不必要的铺垫了。

在告知消息时，要诚恳但不能太直白。要给病人一个"鸣枪预警"（warning shot），让他们知道情况不是很好，他们很可能会失望，比如你可以告诉他们**"事情不像我们之前所想的那样简单"**，或直接说，**"这不是一个好消息"**。这样的话会让他们更加不安，但若没有预警，病人会更加措不及防。病人对这样的话语会非常敏感，所以医生需要紧接着进行清晰的解释。同时也应该给病人希望，但不要做出任何无法实现的承诺。

证据显示，在被告知坏消息时，于病人而言，专业和坦诚同样重要（Burkitt 等，2004；Hagerty 等，2005）。病人希望医生能够及时告知其病情发展，也希望医生能花时间为其解惑，并且坦诚告知病情的严重性（Parker 等，2001）。态度生硬、缺乏同情、毫无耐心或前后不一都会让病人对医生产生不满情绪。

面对不同的病人，你需要斟酌不同的消息传达方式。如果病人已经做好准备，希望听到详尽完整的解释，那么就可以直入主题，但通常你应当引导他们自己提问（Butow 等，1994）。谈及预后时，可以参考以下建议。一些病人可能会需要时间来理解整体情况，之后才会对细节进行进一步的了解。你可以这样询问他们：**"您愿意现在讨论具体的治疗细节吗？还是改天呢？"**也可以问：**"有没有什么是您不想知道的？"**你可能必须靠一些非语言线索来判断何时应该停顿——在他们表现出困惑或情感波动比较强烈时，密切注意病人的面部表情。如果病人保持沉默或拒绝此刻讨论治疗方案，那么请等到他们的情绪有所好转或他们开始提问时再继续讨论。沉默也许会令你不适，但十分重要。

　　坏消息传达指南通常强调医生与病人之间的互动，但却可能忽视医生与陪同者之间的交流，虽然一项研究表明超过90%的病人是在其他人的陪同下进行咨询的（Eggly等，2006）。当病人不想继续谈话的时候，进一步与其交流就会变得困难，但其陪同者也许还有疑问，或是相反。在此情况下，要区分他们对信息的不同需求，并弄清病人是否愿意你继续进行咨询和答疑解惑。另一种办法是，取得病人的明确同意，与陪同者单独谈话。对此问题的进一步讨论参见本书第6章。

　　你无法预计这些坏消息会对病人究竟产生怎样的影响。它可能会激起一系列的情绪，比如震惊、愤怒、怀疑、拒绝、接受或只是一片空白。你需要主动去辨别这些情绪以确保正确理解病人的状态，譬如你想要是你自己遇到类似的情况会怎样，是恐惧，还是愤怒？如果你无法确定病人的感受，就明确地问他；如果你已经确定了病人的情绪，则理清其原因。这或许会很明显，但再一次申明，如果你不确定就必须问。最后，你可以说些什么来表示你已经理解病人的情绪及其原因，比如**"看得出您对我所说的感到很震惊"**。要尽量具体，而不是无力的陈词滥调。如果病人悲极而泣，最好保持沉默，可以递给其一张纸巾，但是要尽量避免让他们产生一种应该自己控制情绪的感觉。

从病人角度看接受坏消息

John Diamond 是一位记者，死于癌症，曾诙谐而感人地写下了他的病情。在他的《蛇油与其他关注之事》(*Snake Oil and Other Preoccupations*)中，有一段摘录谈到与他的肿瘤医生之间的经历。

"医生需要懂得如何在推开房门（心怀恐惧的病人和妻子正在里面等待消息）到开口说出第一句话这两秒钟时间内建立起一座桥梁，以来将你与病人连接起来。你会做什么？垂头丧气？佯装欢愉？一丝淡淡的充满同情的苦笑？假装浏览笔记，仿佛自你上次看过他们以后其病情又发生了变化？和陪同护士谈话不休，然后突然转向病人——这更像下午电视上的主持人们假装全神贯注地聊天，突然意识到他们面前的摄像机？

相信我，这些我都经历过，其中表现得最好的是我的肿瘤医生，确实如此。几天前他才告诉我这个坏消息，而我发现我能够写下的唯一回应却是'上帝啊，但你做得太好了'。这听起来可能很讽刺，然而这并不是讽刺。在几周前，我就说过我已经相当确定这个结果。我们在房间里坐着，医生推开门，他直直地看着我，脸上没有任何掩饰的表情，'接下来我们又要开始治疗了。'他走进来，然后坐下。

毫不混乱。不问'你怎么样啊？'为什么医生要这样问？他们早就拿到摆在其面前那该死的病历，他们也比你自己更清楚你的情况。有时他们又会换一种问法：'你现在感觉如何？'对此，我只有一个答案——'你先告诉我癌症是否又死灰复燃了，我再告诉你我现在感觉怎样。'"

Diamond (2001)

当说什么都无能为力时应该怎么办？

有时，情况极为糟糕，无论你说什么都无法使之好转。比如，你需要通报突然死亡或意外死亡的消息。此时，虽然你不能让情况变好，但你可以尽力避免它变得更糟，还可以帮助家属接受现实。

在你遵从以上建议诚恳而谨慎地向病人传达了消息后，就需要陪在病人及其家属身旁，给他们一些安慰和鼓励。不要让他们认为你对其情绪漠不关心——不要转移话题，不要立马谈及现实，不要表示他们的悲痛是正常的，也不要试图让他们振作起来（Maguire 和 Pitceathly，2002）。最好沉默一会儿。如果给病人充足的空间以发泄其情感，你就会知道他的反应，从而明白接下来该怎么做。在这个悲痛的时刻，很多人想要其隐私得到保护，希望独处；病人也可能会有一些出于现实的担忧，对此你则可以提供帮助，比如开具死亡证明或打电话通知其他亲属。如果你认识逝者，可以叙述一下病人的情况，比如他们是多么安宁肃穆；或是安慰其亲属，病人并不是在孤独或痛苦中去世的。

如何回答"我还能活多久？"

医生惧怕这个问题，因为它总是难以准确回答，讨论时也难免会使病人感到悲痛。但如果病人主动提起，他们往往有自己的理由，也表明病人开始接受其病情。

试着弄清病人问这个问题的原因，他们真实的意图是什么。比如，是病人家里将会有人结婚？或是在报纸上读到什么消息让他们产生了不切实际的或好或坏的预期？当你了解了病人的想法，并确定他们想要讨论此问题后，你需要仔细考虑该说些什么。首先，你要知道此类病人的存活期中值，给一个大概数字。一项研究发现，医生会系统性地高估病人的存活时间，而且高达 5 倍之多（Christakis 和 Lamont，2000）。

然后向病人坦白你也不能确定，没有人知道他们究竟能活多久。再给他们一个不含任何数字的答案。例如，如果存活期中值为 6 个月，你可以说：**"不到一年，只有几个月。"** 如果病人表示有什么事情放不下，你也可以告诉他们在那个确切的时间点他们会是怎样的状况。例如，一名病人提道，他家里将会有一场婚礼，这时你可以这样说：**"我只能遗憾地说，您大概得考虑将婚礼提前了，因为到那时您的情况可能不太好。"**

如果你认为病人撑不了太久，那么向其传达这个消息就十分重要。例如，你可以说：**"可能不会太久，也许就这几天。"** 你可以跟病人讨论他在临终前是否有什么重要的事想要去做，以及你能否做些什么来帮助他达成所愿，这些都是有用的。根据病人情况，你可以选择直白或委婉的方式询问病人，比如**"有什么可以让您心里好受一些吗？"** 或是**"在您想做的事当中，最重要的是什么？"**

咨询之后

在你告知了坏消息以后，需要在接近咨询尾声时对接下来的安排拟出一个清晰的计划。或许即刻制订治疗方案不太合适，因为病人还处于诊断结果带来的震惊之中，无法参与共同决策（Beaver 等，1996）。即便没有制订出一个完整的治疗方案，也应该确保病人在咨询之后能够有一定的了解，知道有疑惑应该向谁询问，如果病情恶化应该怎么办，以及你们何时会再见面。从这次咨询到下次讨论治疗方案的会面之间的时间或许会很短，而且应该尽量让病人决定。

咨询结束后，将结果告诉团队里的其他成员，并在病人病历上记录下来，最好也告知病人的全科医生。这能保证治疗的连续性，并确保其他医护人员能够跟病人适当地交流，并给予帮助。证据表明，在首次得知坏消息时，病人往往不容易接受，因此，团队的其他成员、护士或全科医生就极有可能需要进行非常重要的后续咨询（Wittenberg-Lyles 等，2008）。这时，你就应当考虑是否安排其他人为病人提供帮助，如临床护理专家、社会工作者、姑息照护团队或病人的朋友和亲属。

其他医护人员告知病人坏消息后，应当如何应对？

在你仍是一名医学生时，或许就会有病人让你给他们解释一下主任医生说的话，尤其是在他们刚结束了一场又复杂又令人沮丧的咨询之后。这时，首先你需要仔细倾听，并向病人表示共情。然后，向他们解释你只是一名学生，虽然你能够明白他们的担忧，可是他们的问题要由医生才能解决。然后让团队里一位合适的医护人员来处理。即便你知道答案，也不要试图自己回答病人的问题，因为你会发现，不知不觉中你已经进入了一场关于预后情况或生命终结的讨论。

对于初级医生而言，病人或其亲属经常会向你询问从别处得知的坏消息。例如，一位病人或许会在查房后问你：**"您能告诉我史密斯医生所说我肺部的癌症是什么意思吗？是我患了肺癌吗？"** 在此情况下，你仍应遵循传达坏消息的步骤，即使这层纸已经捅破了。此时，你不是要简单地解释医学术语或安慰病人，而是应当帮助他们理解和接受已知的消息。

在你还是初级医生时，如果有病人或其亲属在得知坏消息后想要和你谈一谈，你往往需要准备一下。告诉病人十分钟内你再回来，然后去熟悉一下病人的病情细节，并想办法弄清病人已经了解了哪些情况。在你开始谈话前，确保自己时间充足、头脑清醒。先向病人解释一下他们已经了解的情况，你可以问："**您从其他医生那儿知道了些什么？**"病人或许会有误解，或许已经不太记得了，也或许会故意回答忘记了，希望其中存在某个误会。这时，你要先概括回顾一下之前的谈话，再回答病人的其他问题，期间要避免产生前后谈话不衔接的情况。

这种后续谈话极具难度，因为你无法事先知道病人究竟只是单纯想地向找人倾诉，还是严重误解了整个情况，还是心存众多疑惑需要解答，又或是三者都有。但无论如何，你都是在帮助病人面对和接受现实。

与疼痛或病危的病人交谈

与疼重或处在痛苦中的病人交谈都是极度困难的。医学生通常都会远离这类场景以避免给病人造成不必要的悲痛。但对于一名新就任的医生来说，这将是工作中无法避免而且经常发生的情况，并且你会发现自己对此毫无准备。最好的训练方法就是和出诊的姑息照护队伍一起，学习他们是如何处理的。你会学到很多方式去维护处于疾病晚期的病人的尊严，并给他们安慰。

在你去查看一位病重病人时，换位思考一下。如果病人感觉到你来了，那你就正常或轻柔地与他们交谈，即使他们看上去毫无意识或处于半清醒状态。认真地做自我介绍，尤其是当他们闭着眼不知道来人是谁的时候。在触碰或检查他们之前，先征求同意，然后仔细观察他们的面部。即使病人十分虚弱或处于半清醒状态，他们也能够通过眨眼、点头或是捏一下你的手来予以回应。仔细观察病人是否有任何痛苦的迹象，包括愁眉苦脸、焦躁不安、轻声嘟哝、心跳过速或呼吸急促。避免任何不必要的打扰，但并不意味着就要匆忙而来匆忙而去。陪病人待一会儿，安静地待一会儿也无妨。想一想你是否能够做些什么让病人感到好受一些。这时，与病人亲属的交谈就显得十分重要，记得询问病人是否有什么要求。

处理自己的情绪

在传达坏消息之后，你可能会感觉非常糟糕。研究表明，在通报坏消息后医生会产生一系列的负面情绪，包括担心病人会对自己不满意，自身感到愧疚、悲伤、焦躁，以及一种强烈的责任感（Fallowfield 和 Jenkins，2004；Tesser 等，1971）。告诉自己，对于坏消息本身你毫无责任，你仅仅是一个信使。如果你感到十分沮丧，可以冷静一会儿，或是向你的同事、朋友或搭档倾诉一下。不要装作什么事都没有发生，毕竟这样的咨询应该是你工作中最艰难的部分。

与团队里其他医护人员保持良好的工作关系是十分必要的。在你需要通报坏消息时，让一位同事陪你一起，这无论是对病人或是对你都有好处。咨询结束后，你可以向同事寻求反馈，并回顾一下刚才的情况。你的同事会因你的坦诚和谦逊而尊敬你，由此往往会表扬你而非批评。你得到的任何反馈都将帮助你改进沟通技巧，从而使你更加胜任你的工作。当病人对消息有强烈的反应时，可以写一份总结汇报。如果要在一段时期内反复进行咨询，试着让同一位同事陪你一起。

有时私人生活会影响你处理此类困难咨询的能力。如果你最近恰好失去了朋友或亲人，又或是你的家庭正处于一个困难时期，你就会变得更加情绪化。尽管如此，也应尽量避免在病人面前哭泣，因为哭泣会传达一种无望的讯息（Friedrichsen 等，2000）。如果你实在忍不住，那就说些什么掩饰一下，比如**"您的处境十分艰难，这让我也特别难过"**。如果你因为某个原因感到特别脆弱，那么可以向多学科团队里的其他成员寻求帮助。大多数医护人员都曾在某个时候有过类似的经历，因此，他们会理解你。在不影响对病人治疗的情况下，也可以让其他人代你传达这个坏消息。

总　结

　　虽然向病人及家属通报坏消息的是其他医护人员，但医学生仍然能够帮助其面对现实。初级医生应当记住，无论何时你给病人或其家属传递的任何信息，对于病人而言都有可能是坏消息。传达坏消息时，请遵循本章的建议：做好准备，了解尽量多的病情细节，弄清病人已经了解的情况，然后从容镇定地与病人交谈。也要考虑自己的需要，思考这样的咨询会给自己带来怎样的影响。仔细想想哪些策略和支持可以帮助你应对整个情况。

（贺明宇　李正容　王　岳译）

拓展阅读

Baile W, Buckman R, Lenzi R, Glober G, Beale E, Kudelka A. SPIKES — A six-step protocol for delivering bad news: Application to the patient with cancer. The Oncologist 2000, 5(4): 302–311.

Fallowfield L, Jenkins V. Communicating sad, bad, and difficult news in medicine. The Lancet, 2004, 363(9405): 312–319.

Macdonald, E. Difficult conversations in medicine. Oxford: Oxford University Press, 2004.

欢迎访问本书的在线资源中心：www.oxfordtextbooks.co.uk/orc/washer。

参考文献

Barnett M. Effect of breaking bad news on patients' perceptions of doctors. Journal of the Royal Society of Medicine, 2002, 95(7): 343–347.

Beaver K, Luker KA, Owens RG, Leinster SJ, Degner LF, Sloan JA. Treatment decision making in women newly diagnosed with breast cancer. Cancer Nursing, 1996, 19(1): 8–19.

Burkitt Wright E, Holcombe C, Salmon P. Doctors' communication of trust, care, and respect in breast cancer: Qualitative study. British Medical Journal, 2004, 328(7444): 864–868.

Butow PN, Dunn SM, Tattersall MHN, Jones QJ. Patient participation in the cancer consultation; Evaluation of a question prompt sheet. Annals of Oncology, 1994, 5(3): 199–204.

Christakis N, Lamont E. Extent and determinants of error in doctors' prognoses in terminally ill patients: Prospective cohort study. British Medical Journal, 2000, 320(7233): 469–473.

Diamond J. Snake oil and other preoccupations. London: Vintage, 2001.

Dosanjh S, Barnes J, Bhandari M. Barriers to breaking bad news among medical and surgical residents. Medical Education, 2001, 35(3): 197–205.

Eggly S, Penner L, Albrecht T, Cline R, Foster T, Naughton M, Peterson A, Ruckdeschel J. Discussing bad news in the outpatient oncology clinic: Rethinking current communication guidelines. Journal of Clinical Oncology, 2006, 24(4): 716–719.

Fallowfield L, Jenkins V. Communicating sad, bad, and difficult news in medicine. The Lancet, 2000, 363(9405): 312–319.

Friedrichsen M, Strang P, Carlsson M. Breaking bad news in the transition from curative to palliative cancer care — Patient's view of the doctor giving the information. Support Care Cancer, 2000, 8(6): 472–478.

Hagerty R, Butow PN, Ellis PM, Lobb E, Pendlebury S, Leigh N, MacLeod C, Tattersall M H. Communicating with realism and hope: Incurable cancer patients' views on the disclosure of prognosis. Journal of Clinical Oncology, 2005, 23(6): 1278–1288.

Jenkins V, Fallowfield L, Saul J. Information needs of patients with cancer: Results from a large study in UK cancer centres. British Journal of Cancer, 2001, 84(1):

48–51.

Jurkovich G, Pierce B, Pananen L, Rivara F. Giving bad news: The family perspective. Journal of Trauma, 2000, 48(5): 865–870.

Maguire P, Pitceathly C. Key communication skills and how to acquire them. British Medical Journal, 2002, 325(7366): 697–700.

Parker P, Baile WF, de Moor C, Lenzi R, Kudelka AP, Cohen L. Breaking bad news about cancer: Patients' preferences for communication. Journal of Clinical Oncology, 2001, 19(7): 2049–2056.

Schildmann J, Cushing A, Doyal L, Vollmann J. Breaking bad news: Experiences, views and difficulties of pre-registration house officers. Palliative Medicine, 2005, 19(2): 93–98.

Tesser A, Rosen S, Tesser M. On the reluctance to communicate undesirable messages (the MUM effect). A field study. Psychological Reports, 1971, 29: 651–654.

Wittenberg-Lyles E, Goldsmith J, Sanchez-Reilly S, Ragan S. Communicating a terminal prognosis in a palliative care setting: Deficiencies in current communication training protocols. Social Science and Medicine, 2008, 66: 2356–2365.

附录1　如何通过临床医师资格考试中的沟通技巧考核

Peter Washer

本书致力于帮助你学习如何在各种不同的环境下与病人、病人家属以及其他专业人士进行沟通。此外，还有一件必须了解的事情就是对你学习的考核。在职业生涯中，你需要不断地接受沟通技巧考核。作为一名医学生，一般情况下，沟通技巧与其他临床技能一样，通常都属于临床医师资格考试的重要考核内容。

临床医师资格考试是每一位立志成为医师者都必须通过的对其临床和沟通技能等方面一系列能力进行考核的标准化考试。沟通技能考试往往会要求考生按照脚本大纲在模拟场景中代入真实感情地去扮演病人（医师）的角色。很多考生都认为临床医师资格考试的最难部分是最后部分。根据我个人多年来在沟通技能考试中的出题经验、培训经验，以及对成百上千名考生的考核经验，该部分考试的考核目标非常明确，就是让考生在考试中尽量最大化地发挥和运用你所学的实用技巧。

我希望自己的建议，事实上也是贯穿本书始终的那些建议，能够真正帮到大家，祝亲爱的朋友们都能考试顺利、工作顺利。要坚信，你的选择是明智的，因为医学是世界上最有价值的职业之一。请记住，为病人及其家庭工作是一项真正的特权，好好地去享受这项特权吧。

顺利通过临床医师资格考试沟通技巧环节的小贴士

- 在考试中，一定要反复、认真地阅读题目要求和说明。

- 在面试谈话开始前，先在心里拟好谈话大纲，并在一张废纸上写下要点。

- 首先要适当地介绍你自己。紧张的面试者通常会犯下过于迫切地进入考试内容的错误以致忘记介绍自己以及核对病人身份。事实上，介绍部分是一个得分项，很容易，却常被考生忽略。

- 只要你认为更好，不妨重新排列做题顺序。

- 在模拟考试中，病人演员都有自己的剧本大纲，只要你让他们说，他们就会告诉你所需要的一切信息。建议你用一个开放式的问题开场，并且注意不要打断病人演员的病情陈述。

- 临床医师资格考试是一个既可以检验你临床知识，又可以展示你回应病人能力和同情心的重要机会。例如，一些考生就认为，当病人演员向他们询问戒烟建议时，就是他们炫耀自己所学的最新尼古丁替代疗法知识的好时机。其实，与那些同情病人戒烟难的考生相比，这些炫耀自己知道最新尼古丁替代疗法的考生得分会更差。

- 当你即将进入下一轮考试时，通常会有一个警钟或者一个通告提示你。这个提示标志着你可以结束本轮面试了，此时你不应该再介绍其他新信息，而是应当总结或者检查病人的理解情况，看看此时病人还有什么顾虑或者疑问。如果你还没有完全表达出来你的意思，不妨这样说："请让我总结一下，我们刚刚谈到了 a、b 和 c，但是我们现在已经没有时间了，我们还需要讨论 x、y 和 z。我们不妨约到下一次再谈吧，届时你还可以带上你的同伴一起，继续我们今天没有谈完的这些项目。"这段话的好处是你可以向考官清楚地说明，你只是没有时间了，而不是遗忘了你应该涵盖的内容。

- 注意，即便某轮考试不像是沟通技能考试，但只要该轮考试中分配给你了一个病人或者病人演员，那还是在考核你的沟通技能。因为指令说的是"检查这个病人并做出诊断"，而不是"看看这个人在关注什么"。这就意味着，你不应该忘记本书的建议：首先从自我介绍开始，然后用一个开放式的问题开场，包括代入真情实感等（参见本书第 2 章结尾部分的总结清单）。

- 病人演员通常都会被要求给予你暗示和线索。你需要回应他们并找出其中的线索。例如，一个病人演员说："我感到很苦恼……"此时，你可以回应他说："最近有什么特别的事情让你感到苦恼吗？"这其实并不是什么复杂艰深的学问，但是，你会吃惊地发现，很多考生，甚至是资深医生，都会让这些并不需要医学知识而只是需要做出回应就能轻松发现的明显暗示和线索从自己面前溜掉，只是因为他们太过专注于自己的考试内容或者临床工作。
- 考官的任务就是检查你的姓名和考号，然后观察你在考试中的表现立并且不会打断你。有时考官也会向你提出一个与其他考生都一样的具体问题。请不要在考试结束后向考官询问你的表现怎么样，他们是不会以任何方式告诉你的。

（王　岳）

附录 2　播客记录

播客记录——爱丽丝（Alice）

录音文件详见 http://www.oxfordtextbooks.co.uk/orc/washer/

"你好，我是皮特·沃舍，《临床医患沟通艺术》一书的主编。今天我们的播客是爱丽丝，现在我在她家。她家靠近铁路轨道，所以会听到火车呼啸的声音。你好，爱丽丝，讲一下你的情况吧。"

"我的先生中过几次风，现在有很严重的残疾，而且情况越来越严重。不仅仅是身体出现问题，精神也有些失常。他现在有些不能集中精力，不能很好地与人交谈，甚至连说话吐字也逐渐出了一些问题，我现在在照顾他。"

"……你像这样照顾他多久了？"

"有九年了。"

"那么在这过去的九年里，你应该和很多医生打过交道吧？对临床沟通技巧应该也有自己的经验了吧？"

"嗯，是的。"

"可以讲一讲你的看法吗？"

"呃，好的。我们去医院的时候，医院里的工作人员看起来很忙。我觉得不太能理解他们到底要说什么，觉得很匆忙。"

"你说你不太能理解医生要说什么，具体指的是什么意思呢？"

"他们经常会使用一些专业词汇，对一般人来说根本理解不了。"

"如果你不能理解他们说的专业词汇或者专业概念，你会问他们，让他们给你解释一下吗？"

"当然了。不过有时候我会尝试着自己去理解，想一想也能明白他们说的意思。但是有时候他们说一些专业术语，我完全不能理解。自己重复一遍，或是叫他们重复一遍，结果就诊真的只是简单重复一下而已，还是不能明白。"

"是这样啊，你能举个例子吗？"

"好，最近我的先生感觉不舒服，他的症状让我很忧心。他曾经得过胰腺炎，我不知道这次是复发了，还是肝出了什么问题，或者是贫血。"

"那么医生是怎么跟你说的？"

"我问她血液检查的结果。就胰腺而言，她应该是告诉了我酶的检查值，但是我根本不懂。她说跟之前相比，计数好多了。但是我完全不懂这意味着什么。"

"那你想听到什么？"

"当然是不仅告诉我酶的检查值，还有这数据意味着情况变好了，用一些简单的话就行。比如，'是胰腺出了问题，不过情况已经好转了'。如果我想知道更多的消息，我可以接着问她呀。"

"意思是一开始要说得简单易懂一点。"

"刚开始说得简单易懂一点，如果对方了解这方面的知识，那么他会接着了解更多情况的。"

"是这样的。你刚说到你先生最近有住院，发生了两次意外，两次去了不同的部门，而且你感觉这两个部门有很大的区别，你能详细讲一下吗？"

"好。几周前，我们去了两家不同的医院。第一家医院很忙，他们没有告诉我们发生了什么或是他们在做什么，而且我们等了很久，连最基本的他们在做什么都不知道。我根本不知道我先生到底怎么了。第二家医院就不一样了，他们没有那么匆忙，可能不是在高峰期，或是这家医院没有第一家那么忙，每隔半个小时或一个小时都会有医生或护士来告诉我们他们下一步打算做什么。这就是我们唯一的要求了，这让我们没有那么紧张。"

"所以问题不在于让你们等了很久，因为你们已经做好这样的准备了，问题在于让你们在茫然无知的情况下等待。"

"正是如此。在医院肯定会花时间等待，我们都知道。但是光是让我们等，不告诉我们会发生什么，这就让人很有压力。本来身边有人突然因为生病被送进医院就让人很紧张了，所以我们就更需要及时的信息反馈让我们放松，不要那么紧张。"

"爱丽丝，感谢你给我们讲了这么多，对我们很有帮助，谢谢你。"

"谢谢。"

（王　岳）

播客记录——凯西（Casey）

录音文件详见 http://www.oxfordtextbooks.co.uk/orc/washer/

"你好，我是皮特·沃舍，《临床医患沟通艺术》一书的主编。今天我们的播客是北伦敦惠廷顿医院的儿科专家凯若琳·佛特曼（Caroline Fertleman）和该医院的一位病人，凯西。欢迎他们。"

"凯西，给我讲一讲你的情况吧。"

"我叫凯西，今年 13 岁，我曾经患过三年半的白血病。"

"你是什么时候被诊断出患有白血病的呢？"

"7 岁的时候，我现在已经 13 岁了。"

"7 岁的时候患上白血病，持续 3 年多，能给我讲一讲你的感受吗？"

"很糟糕，我觉得自己跟别人不一样，很不一样，因为我的头发掉光了。在学校，一些人会取笑我，还有人恃强凌弱欺负我。这种感受不是太好。"

"那你在医院住了很长一段时间吗？"

"是的。"

"有多长？"

"三年半。如果我住在家里的话，不知道什么时候会病情加重被送回医院，也不知道我能活到哪一天，我不知道自己能不能撑过去。"

"那段日子一定很难熬吧。你知道的，播客这个节目是为了《临床医患沟通艺术》这本书准备的，这本书是给医学生看的。你能讲一讲自己相关的经历吗？"

"医生们都很好，他们跟我说话，理解我，明白我的想法，他们都很好。"

"你能具体讲一讲他们的好都表现在哪些方面吗？"

"我需要注射打针的时候，他们会让我数数。比如我说'能在我数到三的时候扎我吗？'然后我数到三，他们的针才会扎下去。"

"你的意思是，他们的好是提前让你知道他们要做什么，让你有心理准备。那么关于解释你的疑惑方面呢？他们做得好吗？"

"他们确实会向我解释很多东西，这点我很喜欢。我希望了解情况，知道会发生什么。"

"他们会告诉你药物的副作用吗？你不用记得是什么药，毕竟过去这么久了，但是你记得什么副作用吗？他们有跟你解释过吗？"

"我记不得全部的副作用了，只记得确实有很多，还有其中一个印象比较清晰，就是我的腿会失去知觉一会儿，不能走路。"

"这肯定吓着你了吧，他们是怎么跟你说的？"

"他们告诉我腿会好的，我相信他们，所以一直保持积极乐观的心态。"

"除了你，这对于你母亲来说也很难受吧。她经常在医院陪你，你能想起来什么时候医生当着你母亲的面跟你解释情况，什么时候单独跟你或是你的母亲交流吗？他们在这方面处理得怎么样？或者你有什么不同的想法？"

"我不喜欢半夜被叫醒。每天都这样清醒着对我来说太痛苦了。因为免疫系统不好，担心感染，每天我都必须待在医院不让出去。我不想半夜被叫醒，因为我太累了。我记得有一次他们半夜把我叫醒了，我还打了护士。"

"我问一个关于你母亲的问题吧。一般医生是直接跟你交流，还是先把消息告诉你母亲，让她转达给你？一般他们是怎么处理的？"

"有时候他们会对我和我母亲一起说，有时候会把母亲叫走告诉她，然后母亲再告诉我。两种情况都有，但是更多的时候他们会先告诉我母亲，她再告诉我。我不觉得沮丧，不管怎样，我都知道自己的情况。"

"那你曾经因此感到沮丧过吗？白血病容易让人沮丧。如果你和你母亲都感到沮丧了，你们会怎么做呢？"

"当然会沮丧啊！有谁不会呢？但是情况已经这样了，沮丧是没有用的，我必须继续活下去。你看，今天我好了呀，而且生活更好了。"

"很好，把这种积极乐观的态度坚持下去。最后，医学生会听我们这个访谈，你有什么特别想对他们说的吗？你觉得他们在跟孩子交流的时候要注意些什么？"

"跟孩子交流的时候？尽量如实告诉他们情况吧。孩子们很真诚，对，就是真诚。"

"谢谢你，凯西。"

"这个访谈真是太棒了。"

（王　岳）

播客记录——凯瑟琳（Catherine）

录音文件详见 http://www.oxfordtextbooks.co.uk/orc/washer/

"你好，我是皮特·沃舍，《临床医患沟通艺术》一书的主编。今天我们的播客是凯瑟琳·韦伯斯特(Catherine Webater) 女士。请先介绍一下你的情况吧。"

"我和我先生结婚 50 年了，我们有三个孩子。第二个孩子在 1964 年早期出生，有一些生理问题，在医院住了八个月，但是她四岁半的时候我们才给她做了检查。"

"诊断结果是？"

"小胖 - 威利综合征（Prader-Willi syndrome）。"

"小胖 - 威利综合征，这对你的孩子有什么影响呢？"

"影响有很多。脑损伤和第 15 号染色体缺失，主要有两个影响。一是多语症，感觉失常，想吃东西，食欲得不到满足。这对日常生活的影响很大。另一个影响是脾气失控。所以当她感到失落的时候，这种失落感会异常强烈。"

"你这些年一定跟医生接触了很多，了解很多临床沟通的技巧问题。总的来说，你有什么印象？"

"总的来说，我们很幸运。在诊断的时候，确实有一次不愉快的经历。医生曾经和拉夫特（Laphart）医生共事，所以发现患有小胖 - 威利综合征的孩子他觉得很激动。是这个病让他如此激动，我感觉他没有想到我的孩子和我们这个家庭。然后又发现他给我们的孩子做了一次根本没有必要的血液检查，这让人很不舒服。但是这是唯一一次不好的经历，其他的都挺好的。"

"那么我们来看看那些好的经历。好的经历比不好的经历多，那么看来医生还是不错的。"

"他们很伟大，他们关心我的女儿，关心我们整个家庭，给我们提供了支持和帮助。虽然体重慢慢失去了控制，最后结果也不好，但是那些支持和帮助还是很有意义。"

"你说他们很伟大，你能具体讲一讲吗？也好教教医学生们？"

"当然可以。（笑）举个例子吧，在大奥蒙德街医院，当我们推开医生办公室的门，医生就会特别热情地叫我们女儿的名字，让我们觉得我女儿是他想见的人，是他关心的人。"

"这也是一种帮助？"

"当然。"

"哦，好吧。你家有三个孩子，老二这种情况应该让家庭很有压力吧？"

"是的。"

"那医生是怎么帮你们的呢？"

"这一点必须指出来，他们让我们知道必须给其他孩子和父母足够的关心。"

"父母？"

"对。我认为主要是要照顾父亲。我有一个朋友是内分泌科的医生，他告诉我照顾父亲十分重要。"

"你之前说你最看重的临床沟通技巧是他们跟你一起解决难题。"

"嗯，不错，是这样的。患有小胖 - 威利综合征的病人不能有孩子，但是有一样东西是他们都会渴望的。这个东西充满深情，我知道我女儿很想跟我谈这个问题，但这是我不愿谈起的内容。我可以跟她谈论任何事，除了性爱和生育。但是医生告诉我，尤其是当他跟临终的孩子交谈之后是这样说的：'我从工作中发现，他们最想谈论的话题就是他们的病情，他们的生命将要结束以及怎样结束。'医生还把我与女儿谈论性爱和生育的犹疑与之联系起来。"

"与医生这样的交谈就让你有勇气跟你的孩子谈论性爱和生育的话题了？"

"是的。我的女儿了解性爱。她说，'我在学校有过性经历'，但是问题是生孩子。"

"非常感谢韦伯斯特女士，你讲的这些对我们很有帮助，谢谢你。"

（王　岳）

播客记录——艾琳（Eileen）

录音文件详见 http://www.oxfordtextbooks.co.uk/orc/washer/

"大家好，我叫皮特·沃舍，《临床医患沟通艺术》一书的主编。今天我们的播客是艾琳·鲁芬得（Eileen Rowenfelder）医生。艾琳，先跟大家打个招呼吧。"

"大家好，我是艾琳，一名职业医生。1985 年从医学院毕业后获得了医师资格，在此之前我研究过一段时间的儿科学。我的职业是医学教育，所以今天我想和同学们谈谈效率问题，因为这个问题将是你们获取医师资格前进之路上不容小觑的绊脚石。"

"众所周知，医生的工作很忙。当候诊室里挤满了病人，你该怎么办？如何才能有条不紊地推进你的工作呢？"

"首先，请确保了解每一位病人，在见每一位病人之前先熟悉一下他的病历，包括电脑上记录的该病人的前次处方或简要小结。在实践工作中，医生都有自己的 A4 文件夹。我习惯在病人进屋之前先快速浏览一下病人的用药史等资料，以确保自己胸有成竹。"

"是在他们进屋之前就做好这些准备吗？"

"是的，这样准备的效果会非常好。也许有人认为这是一种负担，但是其实这么做反而会帮助你节省很多时间，让你更有把握。当病人进门后，我通常会问一些开放性的问题，如果我们之前没有过接触，我会先自我介绍自己，请他坐下，然后会以'哪里不舒服？'等问句开始。最重要的是得让病人一口气说上一两分钟。即使工作任务繁重，时间有限，也不要打断他们。因为只有这样你才能从病人口中获得最关键的信息，提高你的工作效率。反之，如果你过早地打断病人，那么他们便会在接下来的陈述中吞吞吐吐，并进而使你的工作陷入被动。还有一点需要注意的是，如果有病人对你说'我有很多事情要对你说'，我会说'可以啊，但请列出你的要点，然后我会相应分拨出时间'，并请他们把最重要的问题放在最后。一天，有名女病人让我看了她背上的皮疹，接着提到自己肠胃不适和腹泻，最后她才说'还有一件事'，开始告诉我她的病是如何从3周前的胸痛发展而来的。你看，她把困扰自己的重要信息点放在了最后。"

"好的。下面我想知道你对医学生技能学习有什么想法？我是指那些成为医生所必须学习的病历信息提取、给出建议等沟通技能。"

"当你真正成为医生的时候你自然就快了，你没有时间想下一个问题是什么，一切都是水到渠成。我想说的是不要着急见病人，只是将眼睛盯在时间上的医生只会浪费更多的时间。一旦病人对你失去信心，要想重获认可将很困难。如果你确实很成功，很聪明很能干，但是病人对你的同事说'我不喜欢那位医生，他对病人总是不愿意倾听'。我在这里举一个实际的例子。一天，我看到一位病人擦伤了皮肤，我知道他要取华法林抗凝剂。我问他：'发生什么事了？'结果发现只是一个普通的胸部感染，但我的一个同事给他开了抗生素。我问：'他没告诉你做 INR 检查吗？'他告诉我他马上要接受胸部检查了。很明显那是一次用药失误。你总是检查药物史，你总是在想：我落掉了什么？即使你只有两三分钟，你必须使你投入其中，思考要透彻，开药方之前要想好药物的相互作用，病人可能会有什么样的过敏反应。如果让我给出一条建议的话，那就是我依然记得当我还是学生的时候，药物学教授对我们说的'忘记问病人是否对青霉素过敏的行为本身就是一种失职'，这句话总是萦绕在我的脑海里——有一些底线对于医生来说是绝不能放弃的。我希望在每一次回顾我的医生之路时我一直问自己这个问题，我想答案是肯定的。"

　　"好，感谢艾琳的宝贵分享，谢谢。"

（王　岳）

播客记录——基蒂（Kitty）

录音文件详见 http://www.oxfordtextbooks.co.uk/orc/washer/

"你好，我是皮特·沃舍，《临床医患沟通艺术》一书的主编。今天我们的播客是基蒂·莫汉（Kitty Mohan）医师。基蒂，请自我介绍一下你的情况吧。"

"我叫基蒂，三年半以前，我从医学院获得了医师资格，现在我是一名职业医师。"

"好的，那么你应该是第一期毕业生。在接受了正规的职业培训之后，通过了新型医药课程考试。你能给我们讲一下你对学习沟通技能有什么感触吗？"

"能够接受这种技能培训是一件令人十分兴奋的事情。我当时觉得非常有趣，也很享受整个学习过程。但在当时，我并不知道这对我获得医师资格有多大的帮助，与我以后的工作有多大的关联性。"

"好的，我的意思是，你是否是一位富有激情的沟通技能者？你是否是自愿参加的？"

"是的（大笑）。我总是第一个志愿者，我对自己感兴趣的事情从来不会畏缩不前。"

"好的，在那段时间，那些课程确实很有意思，你也非常富有激情。但是现在看起来，有一点儿不现实，你不觉得吗？"

"所以，你在三年半之前，从一个医学生转变为一个医生，这种转变是怎样的？"

"这种转变是一段痛苦的经历，我觉得你可能想象不到。当你是一名医学生时，你可以感受到作为其中一分子的感觉，当你突然成为一个医生的时候，你必须要独自做出自己的判断，处理你面对的病人，以及你与病人的关系。此时，完全不像演员和平常人那样。"

"所以，你是否感觉你在学生时期所学到的沟通技能对你之后的医生职业有所帮助？"

"是的，我突然意识到，老师所传授给我的沟通技能的重要性，就如同在子夜时，你突然醒来，自己不得不驾驶一辆车。而这时你熟练的技能派上了用场，此时技能就是你的第二种天性，这时你会满怀感激。"

"好的，这真是一个令人振奋的消息，不是吗？因为事情总是这样，在看起来虚无缥缈、不切实际的时候，往往能提供给你某些有用的资源，就如你刚才所说，当你使用它时，它已经在为你所用了。"

"是的。"

"你是否注意到了一些什么不同点？我已经说过了，你是第一批接受沟通技能培训的学生。你是否注意到，你这一代医生，与你先前没接受过沟通技能培训的那一代医生之间的差异？"

"我认为那是最让人惊讶的事情之一，我确实注意到了之间的差异。有时，我会理所当然地认为，每一个人都会有一套自己的沟通技能，但我又想在人们接受这种技能培训之前，他们在实践中，又是如何获得这种技能的。因此，我认为，你确实注意到了，在前辈医师那里，或者那些没有接受过正规沟通技能培训的人们之间，他们其实不可能拥有相同的思想和相同的能力，事实上，也正如你前面所说，对于后者来说，他们无从依靠。"

“好的，这一信息十分具有参考意义。”

“非常感谢。”

（王　岳）

播客记录——梅根(Megan)

录音文件详见 http://www.oxfordtextbooks.co.uk/orc/washer/

"你好，我是皮特·沃舍，《临床医患沟通艺术》一书的主编。今天我们的播客是凯若琳·佛特曼 (Caroline Fertleman) 医师，他是伦敦北部惠廷顿医院的一名儿科医师，以及打算谈谈自己就诊经历的梅根·克利福德 (Megan Clifford) 小姐。下面，请梅根小姐先自我介绍一下自己。"

"好的，大家好，我是梅根，今年 17 岁，现在是城市伊斯灵顿学院社会医疗保健学专业的一名学生。"

"告诉我们你到医院的原因。"

"我因为肺炎两次住院。第一次是在我 14 岁时，住院 1 周。第二次是在我 16 岁时，住院 3 周。在我第二次住院的时候，我体重下降很多，瘦骨嶙峋。你能想象我当时是什么样子吗？有人猜我是饮食紊乱，因为他们发现我总是乱扔食物。"

"是吗？当他们发现你乱扔食物的时候，你就会理解他们为什么这样说。在你身上到底发生了什么？"

"我意思是，我知道我自己没有病，我认为我不发胖一定是有原因的，如果你非要说我是厌食症病人，那我们也没什么好谈的了。你怎么能够随意说某人有病呢？"

"那么，为什么你要乱扔食物呢？"

"其实，我一般是因为，自己不喜欢那些食物。这些食物是别人送给我的，并且是非常好的。事实上，我不喜欢乳制品。当我满嘴都是这些东西时，真是恶心。加上我当时是一个人，我认为没有人会看到我乱扔食物。然而当我正在扔时，护士恰巧进来了，说她要把这些记录下来。我十分清楚这其中的原因。他们发现我扔掉这些食物的时候，医生便说：好的，我们现在知道原来你有厌食症，你确实病了。"

"肯定的，我的这些行为都被记录在册，正如医生对年轻人和孩子们说的那样，告诉我们你的经历，然后你会开始感觉逐渐得好起来。"

"好的，正如我刚才所说，当我因肺炎住院的时候，医生说我病了的时候，对一名正处于 16 岁叛逆期的孩子来说，有人告诉你得了肺炎，你会完全不放在心上，认为下周就好了。我一直没有意识到，直到有一天我说：太烦了，我要去抽支烟的时候，我才真正意识到自己的病有多严重。当时，医生对我大喊道：'你不能去吸烟，你根本不知道自己病得有多严重'。然后，他坐在旁边开始给我讲述我的病情，我才开始有所收敛。好吧，从现在开始，我就要痊愈了。不见得我非要去外面靠烟来解决问题，被人大吼绝对不是一件令人愉快的事情。"

"我的意思是，必须有人要对我大喊，实实在在地告诉我，因为我当时根本就不懂得倾听。2 周后，医生开始对我感到不耐烦，原因也是因为我不愿意倾听。然后，他对我说：'你知道什么啊，梅根，你现在病得非常严重，你不能总是去抽烟。'"

"对了，难道以前没有人这样告诉过你吗？"

"就拿我来说，以前我并不知道肺炎就是肺部感染，我也不知道自己当时在想什么，至今也不明白。我当时太年轻，等我坐下来时，被告知自己得了哮喘，出现了肺部感染，需要依靠三个吸入器。外面这么冷，我又这么单薄，我的身体会吃不消的。那就是我当时所想的。好吧，我确实病了，我居然还认为这是件好事。因为在我病的时候，有医生坐在旁边告诉我，哪些可以做，哪些不可以做。"

"当你的母亲坐在旁边，告诉你病情不容乐观的时候？"

"唯一让我感到不开心的是，医生宁愿把一切都告诉我的父母，也不告诉我。我承认我当时压力很大，他们都不告诉我。即便如此，他们还是什么都不对我说。他们只告知我的父母，我就像个第三者。医生告诉我妈妈，然后我妈妈才告诉我，我再告诉我妈妈。这对我来说，似乎很不通，整个事情糟透了。"

"那么，你宁愿医生当时是直接告诉你，对吧？"

"是的。"

"有你妈妈在旁边好，还是她不在旁边好？"

"也许妈妈在会比较好些。但是，当医生只跟我妈妈交谈，而我却被孤立在外时，我感到很不愉快。因为我已经不是小孩子了，已经 16 岁了，我想知道发生了什么。那种被排除在外的感觉，以及我不是厌食症病人却被误认为是的情形，真是太糟糕了。"

"如果他们当时没有那样做呢？"

"我想说的是，在他们认为我是厌食症病人，我病了，除非增重才能出院回家的情况下，他们本应该尝试多听听我的想法。我不知道我为什么就是不增重，我真的很想回家。我对自己说，你不能只是因为我的身体出现了一些问题，我不增重，就把所有的原因都错误地归咎于我有厌食症。"

"你对听到以上访谈内容的医学生，有什么要说的？"

"不要误会青少年，不要认为所有的青少年都是叛逆的，因为事实并非如此。当你在医院被告知自己病了，但你知道自己其实没病，那就尝试多倾听。因为你不再是小孩子，你总会长大。我们当中的一些人早已成年，在替我们争取话语权。"

　　"好的，非常感谢梅根。"

　　"不客气。"

　　"谢谢梅根。"

（王　岳）

播客记录——迈克尔（Michael）

录音文件详见 http://www.oxfordtextbooks.co.uk/orc/washer/

"大家好，我是皮特·沃舍，《临床医患沟通艺术》一书的主编。今天我邀请到的播客是迈克尔·莫德尔（Michael Modell）医生。让我们欢迎迈克尔。"

"大家好。"

"请向大家介绍一下自己。"

"我是伦敦大学全科医学专业的一名退休教授。1955 年入学，1960年毕业，两年之后开始以全科医学为方向，30 余年里一直为伦敦北部的众多病人提供全科医学服务，并进行全科医学方面的研究，包括指导医学生在社区医院进行全科培训实习。自 20 世纪 90 年代起，我结束了实务工作，开始了大学执教生涯。"

"也就是说，你有至少 50 年的医学学习经历。"

"……是的，至少 50 年。"

"那么在那个时候，请问你是如何学习与病人沟通的？"

"那时并没有什么医患沟通技巧的学习，我甚至不太确定当时有没有这个名词。我们只是自己讨论，并向学生强调，'怎样对病人说话？怎样让病人告诉你他们怎么了？怎样让病人放心？'这些是谈话中的重要话题。我认为通过以老师为参照的实例学习，那些好的例子和坏的例子，我可以寻找到我想要学习的好榜样，以及我提示自己必须避免的坏例子。现在的医学生也是这样，以自己的老师为好的或坏的榜样……"

"……我也这么想，老师们可能低估了自己在现实中的示范作用。"

"毕业后不久你就开始了自己的全科医学生涯，从事全科医学工作 60 年。在这 60 年间，全科医学本身也有着很大的发展和变化，对此你有什么想说的？"

"是的，全科医学的定位是一门综合学科。在这 60 年间，我们在许多方面对全科医学的标准都不是很满意。作为综合医生，我们努力规范物理治疗和伦理诊疗的规范，至少在伦敦北部地区，我们深受迈克尔·巴林特 (Michael Balint) 的关注医患关系学说的影响，从而不断地发展和丰富了我们的综合。"

"就这是说，至少在伦敦北部，在全科医学领域，你在病人社会心理学研究领域处于领先地位，并且也影响着你自身和很多事情。"

"是的，举例说明一下，我组织了一些近期刚刚进入全科医学领域的年轻的医务人员每个月聚会一次，一起谈谈他们在会诊中的困难。他们集中讨论了诊断病例时的工作，很多讨论都进行得轰轰烈烈。"

"对于现在的医学教育和 50 年前的医学教育之间的不同，你有什么想说的？"

"如前所说，我们知道了沟通技巧的精髓，知道了学习沟通技巧的很多方式。我们被教导怎样去教，医学生们则被教导在不同的情境下怎样去做，怎样去与病人谈话。我认为整个医学教育的核心价值就是以病人为中心：病人是怎样想的？怎样对待病人？这是我在进入医学院校之前所不知道的。所以说，与刚刚入学的医学院新生相比，已经在读的医学院学生在各方面都会有很大的不同。"

"……很多女性……"

"……不幸的是，很多女性，以及不同的种族，他们有着相似的社会背景，包括 50 年前的医学院教育背景，却不能总是明白他们所面对的病人。"

"今天的播客谈话很有价值，非常感谢你。"

（王　岳）

播客记录——彼得(Peter)

录音文件详见 http://www.oxfordtextbooks.co.uk/orc/washer/

"大家好，我是皮特·沃舍，《临床医患沟通艺术》一书的主编。今天我邀请到的播客是彼得·肯布尔 (Peter Kemble)。下面，我想请彼得先介绍一下他自己。"

"大家好，我是彼得·肯布尔，今年 61 岁，曾经是一名所谓的重病病人。"

"你好，彼得，据我所知，在过去的四年中你有一段很长的非常糟糕的经历。跟我们简单谈一谈，好吗？"

"好的。我因为背部脓肿到医院就诊。去了几次医院之后，脓肿恶化成了坏疽。之后，我被诊断为糖尿病，需要接受 7 次大手术。看了两个月病后，事情变得越来越糟糕，我不得不卧床休养一年。在此期间我从医院那里获得不到任何消息，也不知道自己究竟怎么了。我唯一能做的事情就是请律师帮我拿到我的病历。"

"呃，我是不是可以这样说，你被诊断为糖尿病，但你不知道在医院里发生了什么，你想清楚地知道真相，所以你希望医院能告诉你……"

"是的，我给医院打电话想要拿到我的病历，但遭到了拒绝。所以，我获取信息的唯一办法就是请求助律师通过法律途径。"

"好的，也就是说为了拿到病历，你去找了律师？"

"是的，我只是想知道究竟发生了什么。"

"那么，之后事情怎样了？整个事情用了多长时间？"

"我的律师用了六个月的时间才拿到了我的病历。然后，我们又通过专业人士的帮助才弄明白了病历的内容，结果发现整个事情明显错了。律师建议我起诉医院，我其实并不想起诉，我只想要一个解释。但医院却始终不对我做任何解释，我只好决定起诉医院。"

"也就是说，如果整件事的开始是正确的……如果医院给了你病历或者坐下来跟你做一下解释，你是否就会结束这起诉讼呢？"

"是的，我想清楚地知道整件事情的经过以及造成这一切的原因。"

"这个案子最终怎样了？"

"在他们一直拒绝承认自己的错误四年之后，五天的庭审解决了一切。"

"你获得了多少赔偿？"

"我一共获得了 18 万美元的赔偿。"

"啊，很大的一笔赔偿，是吧？"

"但是被告医院仍然拒绝任何道歉。"

"所以说，你当初其实并不是为了赔偿，你是为了……"

"我只是为了对整件事情有一个解释。"

"……一个解释，一个道歉，对吧？"

"很明显，如果医院确实做错了，如果他们可以面对错误做出解释，我是可以理解的，毕竟人人都会犯错。他们只需要做出解释'这人搞错了'，其实没什么，生活就是这样，这与钱无关。我只是想知道在我身上发生了什么。我所受到的教育是，国民健康服务是一种社会公共服务，他们应当在帮助你的同时告诉你实情，但我却被蒙在了鼓里。"

"所以为了结束这种情况，你被迫卷入了一场耗时多久的诉讼？"

"四年。"

"从医院的角度来说，代价不低啊。"

"是啊，从每个人的角度来看，代价都不低，并且没有意义。如果说医院付出了钱——可我并不是为了钱。如果说医院支付了律师费——其实他们完全不需要请律师。我所要求的只是……事实上，我接触的被告门诊医生是很明智的，他们诚实地告诉我：'我们什么也不能对你说，因为律师不让我们说。'只有当事情结束的时候，他们才可以说。"

"如果在你去找律师之前，医院就向你做了恰当的解释，整件事情是不是就不一样？"

"当然。如果我第一次打电话给医院询问整个事情时，医院就做出了恰当的说明和解释，事情肯定不会发展到后来那样。想想看，一个人什么都不知道，被迫卧床休养了一年，我不知道他们为什么要让我遭受这么多的伤痛和折磨。"

"非常感谢你，今天的访谈很有意义。再次感谢。"

"不客气。"

（王　岳）

播客记录——罗辛（Roisin）

录音文件详见 http://www.oxfordtextbooks.co.uk/orc/washer/

"大家好，我是皮特·沃舍，《临床医患沟通艺术》一书的主编。今天我邀请到的播客是罗辛。非常感谢罗辛能参加我的这档节目，先跟大家介绍一下你自己吧。"

"我是罗辛，一名药剂师，今年 41 岁。大约一年前，就在我还有三周就要结婚的时候，我被诊断出患有乳腺癌，而我的母亲四年前就死于该病。之后，教会医院建议我就已经发现的肿块进行 GP 化疗。"

"很明显，情况真是复杂和糟糕。确诊之后，你接受了乳腺切除手术。我想知道的是，你当时都有哪些治疗选择？可以谈谈吗？"

"如前所述，考虑到马上就要结婚了，我先是向医生咨询了一些与促进生育能力有关的乳腺护理问题。我还没有生育孩子，我们正在计划组建自己的家庭，所以我请医生以有益生育为前提，为我制订一个不影响生育的治疗方案。"

"……是什么样的方案呢？"

"提供给我的治疗方案，就以成功率来排序说明吧。因为乳腺癌是与雌激素有关的肿瘤，所以治疗方案主要有四种：一是手术；二是手术加放疗；三是手术加放疗和激素治疗；四是手术、放疗和化疗。"

"也就是说，这个顺序中排名靠后的方案治愈成功会更高？"

"是的，我说的是成功率，如果我选择化疗联合放疗和手术，会比手术加放疗和激素治疗提高1%的成功率，但是却会带来一些不小的副作用。"

"哦，当你回避会诊时，你感觉医生和治疗团队对治疗方案有没有什么倾向性的意见？"

"是的。我感到他们倾向于手术加放疗和激素治疗这一方案，因为这会大大提高成功率。我记得他们当时有提到成功率可能高达95%，但是考虑到副作用问题，如果我选择化疗，成功率则会降到1%。治愈成功率越高，治疗的副作用就越大。所以当我离开时，我感到了医生们的倾向性治疗方案，尽管最终的治疗依然要由我自己选择。"

"好的，那么你做出了你的选择？"

"是的，我做出了选择。"

"坦白地说，为什么你会信任他们所制订的治疗方案？"

"以我对这个国家的医疗服务体系的了解，以及我自己的就诊经历而言，我认为教会医院比（非教会）普通医院会更好一些。这是由伦敦教会医院的自身优势所决定的。医生非常专业，不会纵容你，会恰当地对你进行告知。并且，这里有一支专业尽职的护理团队，以及强大的乳腺病学研究力量。所有的医疗资源都运转良好，人员合作高效，这些都给了我很大的信心，让我相信他们通过对我的病例进行广泛的研究讨论，可以为我制订出最佳的治疗方案。"

"所以，就是这一系列因素，使你感到自己在整个过程中被作为特殊个案对待，以至于你最后鼓起勇气接受了他们的建议方案。"

"是的。"

"最后，我想请你再谈一点，身为一名药剂师，与普通非医学人士是不同的，你感到医生对你的告知恰当吗？"

"恰当。因为我记得自己第一次见医生，见肿瘤专科医生时，就提出了自己因为想要保全生育能力，而对高剂量雌激素对肿瘤影响的不确定性问题，特别是手术治疗和早期放射治疗方案对生育的不同影响。所以，我认为医生对我问题的回应和告知都是恰当的。"

"也就是说，他对你的问题做出了正面的回答，所以你觉得医生的告知是恰当和没有问题的。"

"是的。我认为，在参与医疗团队的会议时，如果你提出的问题都可以得到确定的解答，会让我感到自己掌握了信息，并变得更有信心。"

"好的，如果是这样，确实很不错。非常感谢你今天的访谈。"

"我很乐意，谢谢。"

（王　岳）

播客记录——山姆(Sam)

录音文件详见 http://www.oxfordtextbooks.co.uk/orc/washer/

"大家好，我是皮特·沃舍，《临床医患沟通艺术》一书的主编。今天我邀请到的播客是北伦敦惠廷顿医院的儿科专家凯若琳·佛特曼 (Caroline Fertleman) 医生，以及该医院的一名病人山姆和他的妈妈黛比（Debbie）。欢迎山姆参加我们的节目，先跟我们大家介绍下你自己吧。"

"我是山姆，我患有地中海贫血，身体缺乏正常的血红蛋白。"

"你今年几岁了？"

"8 岁多了，不到 9 岁。"

"你生病多长时间了？"

"嗯，大概有 8 年了。"

"哦，所以说你有很多跟医院和医生打交道的经历，应该有很多。告诉我医生是怎么跟你说话的？"

"只要我乖，医生通常对我挺好的。"

"他们是怎么对你好的？他们是怎么做的呢？"

"他们会耐心地跟我说明。"

"还有呢？"

"没有了。"

"好的。有一次，你因为耳痛去化疗，曾跟我聊过一些事情。你能跟我谈谈都发生了什么，以及医生是怎么跟你沟通的吗？"

"医生阿姨向我妈妈解释，并问我什么地方受伤了，还给我做了检查。"

"医生跟你说话时，她是在看着你，还是在看着你妈妈？还是看着你们俩？她是怎么工作的？"

"她大多数时候都是在看我妈妈，有时也会看看我。"

"那她是在跟谁说话呀？"

"主要是跟我妈妈。"

"这样说话好吗？或者说你是否希望她跟你说的跟多些？"

"都可以，都行。"

"山姆妈妈，我想问问你在这方面的经历。很显然，因为山姆，你也跟医院和医生打了很长时间的交道。"

"因为山姆的状况，我接触过的每一位医生都很亲切友善。他们会耐心地跟我说明，跟我解释医疗方案，跟我解释各种问题，跟我解释好的事情和坏的事情，以及各种需要密切注意的事项。所以，我对医院和医生的印象都很好。"

"我们都知道，照顾一个患儿压力其实很大，很容易让人焦虑烦躁。跟我们谈谈，早些时候，当你第一次知道山姆患有地中海贫血的时候，当时是什么情景？"

"接诊医生对知道一切后痛哭不止的我说：'你不可以哭，你必须为了孩子坚强起来，振作起来。'实话说，迄今为止我做得最好的一件事情就是，我接受了现实，走出了悲伤，重新振作了起来。我需要继续面对现实，面对医生的如实告知，擦干眼泪，照顾好我的孩子。"

"听起来医生似乎给了你很大的勇气？"

"医生非常严苛，但就我个人来说这是件好事，也许有的人会被真话击倒，但是这却正是我所需要的。否则，我可能一直到今天还在只是哭

泣，而不是去聆听医生都说了些什么，去面对现实，真正理解和开始接
受治疗。"

"就你而言，医生所做的那些解释和说明，你认为恰当吗？"

"没有问题。如果我想要了解得更多，我会直接询问。据我所知，对
于你的问题，医生不会刻意保留或者隐瞒什么。"

"之前你说过，当医生向你解释时，山姆也在场。他们有没有分开过
你们母子，跟你一个人单独谈话？"

"是的，没有。"

"你认为这样做，不会产生什么问题吗？"

"我不认为这样做有什么问题。山姆应该知道一切，如果你对他遮遮
掩掩，当他知道后反而会更惊恐。我想他有权知道一切，这才是正确的
做法。"

"凯若琳，你有什么问题吗？"

"医生跟你解释之后，你或者医生会跟山姆解释吗？"

"医生总是对着我们俩一起说。我发现医生会看着我，同时也看着山
姆。当然他们主要还是跟我说。如果山姆不明白，就会在回家的路上问
我，我再尽量解释给他听。所以他并不会对医生说听不明白，他会等到
回家时再问我：'妈妈，你能跟我说说吗？我不太明白。'事实上，医生也
在试图说明给山姆听，他们总是试图让我们俩一起了解。"

"当山姆从一个婴儿一天天地长大成现在的 9 岁男孩，开始了解他的
境况的时候，你是否发现这其中开始发生了一些什么变化或者有了一些
什么不同？"

"我发现了。因为起初医生只是对我一个人讲，现在则变成了对着我
们两个人讲。他们会询问山姆，检查山姆，再询问山姆。举例来说，比
如当他需要做磁共振检查时，医生会询问他的意见，并向他解释这个检

查。他们会看着他，与他交谈。医生的变化就是他们跟山姆本人开始谈的越来越多，我想这是因为山姆还不太能够理解我们对他说的所有的医学术语。"

"当面对患儿及其父母时，你有什么好的建议？或者有什么想对我们的医学生或未来的医生说的吗？"

"跟患儿交谈时，尽量用他们可以理解的词汇去解释或帮助他们了解一切。比如，当你需要给他做磁共振检查时，他会问'什么是磁共振检查？'对于一个八岁的孩子来说，会这样问一点都不奇怪。医生需要跟孩子们做解释，这其实一点不难。跟他们解释，问他们是否理解了，这样做非常重要。"

"好的，那么山姆，你有什么想对未来的医生说的吗？"

"没有。"

"啊，没有啊，好的，非常感谢你们三位。"

"不客气。"

"不客气。"

（王　岳）

播客记录——瓦莱丽（Valerie）

录音文件详见 http://www.oxfordtextbooks.co.uk/orc/washer/

"大家好，我是皮特·沃舍，《临床医患沟通艺术》一书的主编。今天我邀请到的播客是瓦莱丽。欢迎瓦莱丽参加我们的节目。下面，请她先跟大家介绍一下自己。"

"我是瓦莱丽，今年48岁，是一名12岁男孩的妈妈，1985年检测发现 HIV 呈阳性。"

"哦，在艾滋病的历史上，1985年还处于早期阶段。当时是怎么发现的？"

"我的祖母因为胃癌手术需要输血，于是医院通知了我们家属去验血。"

"所以，你为了给祖母献血才进行了验血。很多人去做艾滋病检测是因为怀疑自己的 HIV 可能会呈阳性。你属于这种情况吗？你自己有过怀疑吗？"

"我是有过没有保护措施的性行为，也玩过注射器，但我希望不会……"

"啊，你是说你有过没有保护措施的性行为……"

"我可能是因此被感染的。"

"哦，医生当时是怎么说的？"

"第八周结果出来后，医生直接告诉我的。一个之前见过的医生直接对我说'你感染了艾滋病'。那个时候，人们还没有很清楚地区分开艾滋病和 HIV。然后，他们就留下我独自消化这个噩耗。当时，我差点没死过去，我用酒和药物麻痹了自己三个月，三个月之后我才活了过来。"

"你的意思是说，在获知被感染后，医生的做法很糟糕，以致你在接下来的一段时间里自暴自弃？"

"是的，没人关心我的感受，只是每月一次的医院验血和下个月的检查结果告知。而我却不知道为什么要这样做？他们都在干什么？"

"啊，那是 23 年前，很久以前的事了。后来，你好些了以后就搬到了伦敦，从此开始在伦敦教会医院的 HIV 治疗中心接受治疗。与那段可怕的经历相反，你现在似乎与 HIV 治疗中心的关系良好。告诉我们，为什么会这样？"

"这个中心的治疗很系统，会全面对待每一个 HIV 病人。比如我不仅有物理治疗问题，还有个人情绪问题、居住生活问题和儿子的问题等。我需要有人给我依靠，并能倾听我。"

"好的，看来 HIV 治疗中心对你非常重要，你们的良好关系已经持续很长一段时间了。这听起来好像……"

"是的，对我很重要。如果我因为一些原因想要看病，却没有提前预约，我肯定能找到医生，甚至是在只剩下两个就诊病人之间的那点时间，医生也会让我插个空。即便我犯下了人生的大错，我也不觉得自己在被人评判。在这里，我不觉得自己在被评判，我不需要隐藏，包括隐藏自己的人生错误。"

"也就是说，你觉得他们不评判你这点对你来说很重要，并且正是因为这一点让你们双方的关系非常融洽。好的，那么，对于我们的医学生听众，你有什么想要说的吗？"

"我喜欢我所在的 HIV 治疗中心，因为那里的医生们都非常坦诚、非常直接。他们不会用各种问题绕晕你、哄骗你。比如，他们如果想知道我是否使用注射器（吸毒），就会直接问我：'你是否使用过注射器（吸毒）？'而不是转弯抹角地问我'你是怎么搞到它们的？'他们让我知道了什么是 HIV，让我明白了为什么要验血？让我明白了为什么……等等所有的事情。"

"他们一一解释给你听？"

"是的。"

"啊，这非常重要。"

"他们给我解释了我的肝、我的血红蛋白、我的 CD4 淋巴细胞等所有东西。在此之前，我一点都不知道医生们总是让我抽血是做什么。"

"因为医生的解释，所以你理解了一切，并且感到一切都在控制之中？"

"是的，这让我对所有的一切有了安全感，感觉不再被医生哄骗。因为中心的医生，我跟他们一起熬了过来，事实上这么多年过去了，我一直都很好，几乎不需要什么其他治疗。除了在怀孕期间，接受过齐多天定（叠氮胸苷）治疗，并且我儿子的 HIV 检测也呈阳性。"

"谢谢你，今天的节目很有意义，谢谢。"

（王　岳）

附录3 网站链接

一般链接

卡尔加里 - 剑桥模式（The Calgary Cambridge Model）

这个网站链接到 Kurtz（在卡尔加里）和 Silverman（在剑桥）以及他们有影响力的临床沟通模型。

http://www.skillscascade.com/index.html

英国研究生医学教育与训练委员会（ Postgraduate Medical Education and Training Board，PMETB）

PMETB 是负责英国研究生医学教育和训练的管理机构，负责建立国家统一标准以及对研究生医学教育与训练的要求。确保这些标准和要求符合研究生医疗教育的发展和进步。

http://www.pmetb.org.uk/index.php?id=10

与你的医生沟通：PACE 体系（Communication With Your Doctor: The PACE System）

这个有趣的美国网站是针对病人的，并且给病人提出建议，让病人如何与医生进行最好的沟通。

http://patcom.jcomm.ohio-state.edu/preface.htm

第 6 章　与残疾人交谈

英式手语（British Sign Language）

这个网站通过动画来展示一些英式手语中的基本词汇。

http://www.britishsignlanguage.com/

听力问题链接（Hearing Concern Link）

英国的一个慈善机构为失聪和听力受损病人提供支持。这个网站主要是针对受听力损害困扰的人群。

http://www.hearingconcernlink.org/

Mencap

Mencap 是一家英国的有关学习障碍的慈善机构，帮助那些有学习障碍的人群以及他们的家人和护理人员。这个网站包括专家和专业听众有关资源的一系列链接。

http://www.mencap.org.uk/

Easyinfo

这个网站是给与学习障碍人群共事的人以及本身具有学习障碍的人群使用的。其目标是让患有学习障碍的人群更容易获得信息。

http://www.easyifo.org.uk/

皇家盲人协会（Royal National Institute of Blind People，RNIB）

这个英国的慈善机构给为明人群提供建议和支持。他们的网站包括一系列相关资源的链接。

http://www.rnib.org.uk/

RNIB 网站包括一些特别有用的部分，是关于如何引导患有视力问题的人群的。

http://www.rnib.org.uk/xpedio/groups/public/documents/publicwebsite/public_howtoguide.hcsp

皇家失聪者协会（Royal National Institute for Deaf People，RNID）

该网站含有给病人的字幕，也有一些医疗行业的信息资源。

http://www.rnid.org.ukl/

感觉（Sense）

Sense 是英国的一个慈善机构，为聋哑儿童和聋哑人提供支持和举办活动。他们的网站包括一系列资源，包括给医疗行业的关于如何帮助和建议聋哑人的信息。

http://www.sense.org.uk/

更多的关于聋哑人手语字母表的信息可以在下面这个网站找到：

http://www.sense.org.uk/aboutdeafblindness/communication/deafblind_manual.htm

Speakability

Speakability 是英国的一个慈善机构，用于支持和鼓励失语症人群。他们的网站有许多有用的资源，主要针对失语症人群而非医疗专业人员。

http://www.speakability.org.uk/

英国口吃组织（The British Stammering Organisation）

http://www.stammering.org/

这个网站包含与口吃人群交谈的有效指导信息。

http://www.stammering.org/conversation.htm/

英国平等与人权委员会（The UK Equality and Human Rights Commission）

这是英国政府关于残疾人的网站，载有与残疾人相关的法律等信息。

http://www. equalityhumanrights. com/en/yourrights/

equalityanddiscrimination/disability/

以人为本（Valuing People）

"以人为本"是英国政府的一项计划，旨在提高学习障碍人群及其家人和护理人员的生活质量。该网站包含有关学习障碍病人的数百份文件并链接到由其他领域的项目组织的网站。

http://valuingpeople.gov.uk/index.jsp

与学习障碍人群的临床沟通（Clinical Communication with People with Learning Disabilities）

这个网站由乔治医院医学学校（St. Georges Hospital Medical School）创办，并且给出了关于如何与学习障碍人群进行沟通的非常实际的建议。

http://www.intellectualdisability.info/how_to/clin_comms.htm

残疾人权利教育和辩护基金（Disability Rights Education and Defend Fund）

这是由残疾的个人和残疾儿童的父母指导的美国民法权利和政策中心。

http://www.dredf.org/index.shtml

莱昂纳德柴郡残疾（Leonard Cheshire Disability）

这是英国建立的残疾人慈善机构，是在 52 个国家的非政府组织的全球联盟（Global Alliance）的一部分，在亚洲、非洲、拉丁美洲和加勒比地区设有办事处。

http://www.lcdisability.org/

能（Enable）

联合国秘书处做出的残疾人权利的条约。

http://www.un.org/disabilities/index.asp

第 8 章　与来自其他文化背景的人交谈

英国国民健康保险制度的平等性和多样性（NHS Equality and Diversity）

该网站有关于国民健康保险的信息和链接，如违纪处理程序和揭发。

http://www.nhsemployers.org/excellence/equality-diversity.cfm

第 10 章　与儿童和青少年交谈

为生病孩子的行动（Action for Sick Children）

这是英国最大的慈善机构，致力于照料生病的儿童。该网站包括一部分给医疗行业人员的信息。

http://www.actionforsickchildren.org/

信息共享（Information Sharing）

英国教育和技术部的执业医生的指导，阐述了英国"每个孩子都很重要"的政策。

http://www.everychildrenmatters.gov.uk/deliveringservices/informationsharing/

如果你担心一个孩子正在受到虐待时该做什么？（What to do if you're worried a child is being abused）

来自教育和技术部的英国政府政策，关于解决虐待儿童问题。

http://www.everychildrenmatters.gov.uk/resources-and-practice/IG00182/

一起为保护儿童而奋斗（Working Together to Safeguard Children）

这是英国政府的政策，陈述了个人和组织如何联合起来保护并提高儿童福利。

http://www.everychildrenmatters.gov.uk/resources-and-practice/IG00160/

防止残忍对待儿童国家学会（National Society for the Prevention of Cruelty to Children，NSPCC）

英国儿童保护慈善机构。

http://www.nspcc.org.uk/

皇家儿科与儿童健康学院（Royal College of Paediatrics and Child Health，RCPCH）

RCPCH 对保护儿童和年轻人的指南：医护人员的角色和权限

http://www.rcpch.ac.uk/Health-Services/Child-Protection/Child-protection-Publications/

青春期医学学会（The Society for Adolescent Medicine，SAM）

SAM 是美国一家医疗专业的多学科组织，致力于促进青春期少年的健康和幸福。这个网站为医疗行业人员、青少年及其父母提供了一系列资源。

http://www.adolescenthealth.org/

有效的青少年医疗护理的欧洲训练计划（European Training in Effective Adolescent Care and Health Programme，EuTEACH Programme）

这个网站专门为从事青少年健康教育、青少年和青年临床治疗的医疗专业人员提供服务。

http://www.euteach.com/

第 10 章　与有心理健康问题的人交谈

关注酗酒（Alcohol Concern）

英国酒精滥用全国协会（UK National Agency on Alcohol Misuse），包括许多与酒精相关的资料和新闻报道。

www.alcoholcocern. org. uk

饮酒须知（Drink Aware）

一个独立的英国慈善机构，致力于改善人们的饮酒习惯，包括酒精相关的新闻报道。

www.drinkaware.co.uk

合乎道理（Stand to Reason）

"合乎道理"是一个英国建立的游说组织，抗议歧视和侮辱，挑战陈词滥调，并且挑战对精神病的态度。这个网站的资料比他们的目标还多。

http://standtoreason.org.uk/home

理智（Sane）

"理智"是一个英国的慈善组织，针对提高对心理疾病病人及其家庭成员的关注和尊重，从事研究导致严重心理疾病的原因，并为正在经受心理疾病折磨的病人及其家人和护理人员提供帮助和信息。他们的网站包括新闻报道、研究报告以及其他针对外行人和医疗专业人员的资料。

http://www.sane.org.uk/

听见声音网络（Hearing Voices Network）

这是一个由病人和医护人员成立的英国组织。为那些患有精神疾病的病人提供机会来谈一谈他们。

http://www.hearing-voices.org/

与 Frank 聊聊（Talk to Frank）

对所有药品的英国政府的建议和信息服务。

www.talktofrank.com

相关的网站特别针对大麻。

www.konwcannabis.org.uk

第 13 章　谈论医疗过错，解决投诉问题

NHS 诉讼局（The NHS Litigation Authority，NHSLA）

NHSLA 是一个特别健康局（NHS 的一部分），负责解决对于 NHS 在英格兰的过失诉讼。他们的网站包括给临床医生的建议，也有给病人的信息。

http://www.nhsla.com/

全国病人安全委员会（The National Patient Safety Agency，NPSA）

NPSA 是一个与英国卫生部"保持一定距离"的部门。通过移交提高病人安全的事务，报告并使国民健康保险从安全事故中吸取教训。他们的网站包括用药和手术安全的报告。

http://www.npsa.nhs.uk/nrls/alerts-and-directives/notices/disclosure/

第 14 章　共同决策与风险沟通

英国肿瘤筛查计划（UK Cancer screening programmes）

这个网站有英国关于乳腺癌、肠癌和子宫颈癌信息的筛查计划，同时也有一些关于前列腺癌的知情同意管理工具。

http://www.cancerscreening.nhs.uk/index.html

癌症风险的风险报表（Risk Charts for Cancer Risk）

可见：Woloshin S, Schwartz LM, Welch HG Risk Charts: Putting Cancer in Context(2002) Journal of the National Cancer Institute 94(11)p799-804 Available online 在 http://jncicancerspectrum.oupjournals.org/cgi/content/full/jnci:94/11/799。这个文件包括含有年龄、性别、具体的吸烟数据的单独

表格，这个表格是关于未来十年常见原因致死的概率。

基于时间框架和终身风险的详细流行病学数据（Detailed epidemiological data on time-frame and life-time risks）

来自英国国民健康保险卫生国家图书馆：http://www.library.nhs.uk/

这个网站主要针对医疗专业人员，虽然也包括为病人提供不同级别的信息。包括给病人的关于图书馆的综合信息说明书。http://cks.library.nhs.uk/patient_information

Chris Cate 医生的循证医学网站（Dr. Chris Cate Evidence-Based Medicine Site）

这个网站能够帮助解释系统回顾和临床试验。它包括免费的可下载的软件，这个软件可以将比值比（odds ratios）转换成需要治疗的数量（Numbers Needed to Treat），并且当这些数据给到相似状况的 100 人手中时，就会生成图像展示治疗影响。

www.nntonline.net

病人决策助手的 Cochrane 图书馆（The Cochrane Library of Patient Decision Aids）

正如书中描述，这个网站基于 Ottowa 卫生调查机构，包括综合的图书馆范围内的病人决策助手，并且使用国际标准来衡量决策的质量。

www.ohri.ca/decisionaid

你的疾病风险（Your Disease Risk）

该网站由华盛顿大学医学院主办，有关于癌症发展、卒中、糖尿病、骨质疏松症和心脏病的私人化风险信息，并且还有私人化的小提示来帮助预防这些疾病。

http://www.yourdiseaserisk.wustl.edu/

癌症风险评估工具（Cancer Risk Assessment Tool）

基于纪念斯隆 - 凯特琳癌症中心（Memorial Sloan Kettering Cancer Centre），这个网站有针对医疗专业人员、病人和定制的对各种癌症的风险评估。

http://www.mskcc.org/mskcc/html/5794.cfm

乳腺癌风险评估工具（Breast Cancer Risk Assessment Tool）

这是美国国家肿瘤学会（National Center Institute）的网站，主要针对医疗专业人员。

http://www.cancer.gov/bcrisk-tool/

采集东西方文明　传播医学人文经典
以仁慈、智慧、无畏之心，做促进医学人文建设、关爱人类健康之事